外科医生的故事 2

柳叶刀传奇

顾 晋 著

著者助理 黄 安 石景怡

人民卫生出版社

·北京·

图书在版编目（CIP）数据

外科医生的故事 . 2，柳叶刀传奇 / 顾晋著 .

北京：人民卫生出版社，2025. 4. -- ISBN 978-7-117
-37778-2

Ⅰ. R6-49

中国国家版本馆 CIP 数据核字第 20254YP127 号

外科医生的故事 2：柳叶刀传奇
Waike Yisheng de Gushi 2: Liuyedao Chuanqi

著　者	顾　晋	
策划编辑	周　宁　于　捷	
责任编辑	周　宁　于　捷	
书籍设计	人卫源设计工作室　尹　岩　林海波	
出版发行	人民卫生出版社（中继线 010-59780011）	
地　址	北京市朝阳区潘家园南里 19 号	
邮　编	100021	
E - mail	pmph @ pmph.com	
购书热线	010-59787592　010-59787584　010-65264830	
印　刷	北京华联印刷有限公司	
经　销	新华书店	
开　本	880×1230　1/32　印张：10.5	
字　数	202 千字	
版　次	2025 年 4 月第 1 版	
印　次	2025 年 5 月第 1 次印刷	
标准书号	ISBN 978-7-117-37778-2	
定　价	59.00 元	

打击盗版举报电话　010-59787491　　E - mail　WQ @ pmph.com
质量问题联系电话　010-59787234　　E- mail　zhiliang @ pmph.com
数字融合服务电话　4001118166　　　E- mail　zengzhi @ pmph.com

"Surgery is a profession defined by its authority to cure by means of bodily invasion."

————*Atul Gawande*

"外科是一个专业，通过介入人体而治愈疾病。"

————*阿图·葛文德*

前　言

时间过得真快，一转眼我做外科医生已经有四十年了。我热爱外科医生这个职业，主要是因为我出生在一个医生的家庭，我的父亲是一名泌尿外科医生。我出生在 20 世纪 50 年代末，那是一个物资极为匮乏的年代。我父母都是医生，从小给了我一个稳定安逸的家庭环境。我在一个医院宿舍院里长大，周围邻居都是医生、护士等医院的工作人员。耳濡目染，潜移默化，我从小就对医学产生了兴趣。我成长的年代，正值十年动荡，中学学习的东西很有限，那时候我的志向是中学毕业后当一名中学老师，我想教生物学。1977 年，国家恢复高考，这使我又有了新的学习方向。我所在的高中组织了"提高班"，经过集训，我参加了高考，最终考上医学院，从此当上了医生。

光阴似箭，日月如梭，四十年弹指一挥间。作为一个外科医生，有时候在想，今后开刀开不动了，我要干些什么？其实，我一直想开一个小的咖啡厅。临街的店铺，不会太大，最好是老房子，外面有个连廊最好。落地的玻璃窗，能看到繁华的街景，忙碌的人群。天气好，外面也有散座。窗户最好是朝南的，以便在冬日的上午有温暖的阳光照进来。地面最好是老木地板，踏上去"咯吱咯吱"作响的那种。灯光我喜欢黄色的，筒灯，不用太亮，有点淡淡地洒下去的感觉。整体灯光会是柔和而温馨的暖光，店里要放一些书架，有与主题相关的书籍，当然也有我的部分作品（尽管没几本）。沙发不会太矮，老人家坐进去站起来不会困难。吧台不会太高，也有临台的高脚凳，可以转的那种。吧台上一定有一部黑色的老式电话，需要用手指拨号的那种。拨过去，自动弹回来，不紧不慢地发出"滋滋"的声响。那根黑色的电线，好像把当下与昨天联系了起来。如果有一台老式的留声机，哪怕只是摆在那里，也会有怀旧的味道，上面放着落满灰尘的黑胶唱片，装在发黄的纸袋里。旁边要放一些报纸架子，上面放着老旧的报纸，应该是1983年的，一定是《健康报》，因为我1983年开始做医生。店里最好有鲜花布置，不一定是昂贵的天堂鸟，一定有好看的百合花，还有玫瑰。我的店最好不做西餐，煎炒烹炸，薯条炸鸡，油烟弥漫，我不喜欢。可以有点简餐、沙拉、新鲜的果盘啥的，至多也就是三明治和一些小糕点，类似下午茶。没有黑色拉花的铁艺蛋糕架，一份下午茶消费好几百，不适合知识分子的消费理念，那是花架子，虚头巴脑，不实惠，我不做这样的产品。主要是经营咖啡，各式各样的，还有冰激凌、奶昔等。我希望一进门就能闻到咖啡的香味。背景音乐要以老式爵士乐为主，也可以放些慢节奏的钢琴曲，或小提琴曲。

并不打算请乐队驻场。我不懂音乐，全凭自己感受。我开的店，我做主！哈哈，想起来都开心！店里生意最好不太忙，可以维持收支平衡就好，只为了消遣，招待退了休的老人，当然文化人最好，不喜欢嘈杂，大家都是静静地品尝咖啡。天气不好时，把门打开，接受避雨的老人，年轻人也非常欢迎。对，装修时电源插座一定要多预留，鼓励客人们在这儿边工作、边休息。整体环境要颜色深一点，木制的墙壁，墙上挂着许多老画或照片。主题我想想——应该和医学有关，可能是我们的工作照，穿着手术衣，或者刷手衣那类的。感觉上应该是在诉说外科学的历史，从理发师说起（当然不能放外科手术的照片，太血腥了）。让人们能知道，咖啡厅的主人曾经是一名驰骋手术室的"刀客"，虽然不曾威风凛凛，也至少有过风度翩翩！

尽管挥洒的人生转眼化为昨天，但是我们毕竟从这里走过，留下汗水，留下记忆，有惊心动魄，有悲欢离合，有开心一刻，也有失望与悲凉。收集一些照片，都是无影灯下的人生故事，记录着外科医生的坎坷与艰辛，就像我们杯中的咖啡，苦涩而有滋味，静静地等待人们去品尝，不加糖和牛奶，更有别样的味道。听说西直门有个餐厅叫柳叶刀烧烤，挺好的。我的咖啡厅叫什么名字？我再想想。

外科医生是我职业的开始，也是我职业的结束。我从外科医生的职业里体会了快乐，经历了痛苦，感受到了人世间的冷暖，也尝尽了人世间的悲凉。总想把我经历的故事讲给你听，还有我读过的书，走过的路——我把它们写进了书里，这本书就是外科医生的故事，我也是故事的主角，同时也给你讲述外科学的过去与未来，这就是无影灯下的世界……

目　录

第一章

理发师的故事

"简单一句话的定义根本无法涵盖外科这一伟大的专业，或概括我们外科医生所做的一切。韦氏大辞典的定义纵使准确，但相较于由我们的职业、我们的科学以及我们的艺术而来的人性体验，还是难以令人满意。"

——*Michael S. Kavic*

第一次看爸爸手术

我是外科医生的儿子。

第一次看爸爸做手术，那年我6岁。而且，我就是那个被手术病人。

放暑假在家，闲来无事，用手里的铅笔刀，想将一块木头削成一条小船。由于小刀过于锋利，我的小手又没有准儿，一把捅到左手的拇指根部，顿时血流如注。一个2厘米长的斜切口把我吓坏了。爸爸妈妈都不在家，家里的阿姨带我到街道医院做了简单的消毒和包扎处理。晚上爸爸回家，看到我的手指用纱布裹着，问我是怎么回事。我说是削东西不慎划了手指。爸爸说，"打开让我看看！"我怕疼，又怕爸爸骂我，就说，"没事儿的。"爸爸坚持要看看伤口，他慢慢地把包裹我受伤手指的纱布打开，"这个处理不行，需要外科缝合！"爸爸也没有责骂我，拉起我的手说，"走吧，去医院。"爸爸是泌尿外科大夫，那个时候我对"外科"这个名词根本就不知道，只知道爸爸是医生，用爸爸的话说，"是修理下水道的"。爸爸工作的医院距离我们的住家挺远的，我们一起走路到了公共汽车站。那时候我们家就住在北京宣武区著名的琉璃厂附近，乘14路公共汽车刚好到爸爸工作的北大医院。

到了医院，爸爸径直把我带到了医院的急诊室。值班的医生叔叔见到爸爸不解地问："顾大夫，您不是下班了吗？怎么又回来了？今天不是您的夜班啊！""我儿子的手被小刀划破了，需要缝合！"爸爸对值班医生说。"那我给缝吧！"那个叔叔说。"不用了，我自己来吧，你忙你的，外面还有急诊病人呢！"爸爸直接换上了手术医生穿的刷手衣，拉着我的手，径直走进了急诊手术室。

第一次走进手术室，也是第一次见自己的爸爸穿上手术衣，戴上白色的帽子和口罩。不知什么原因，觉得一切都挺新奇的，竟然没有感觉到一点害怕！爸爸让我坐下，一旁的护士阿姨看到我，一边立刻为我做手术前的准备，一边叮嘱我，"一会儿可能有点痛，不要动，要是疼就告诉我！"我听话地点点头。只见爸爸戴上外科手套，把我的一只手放在一个小的桌子上面，打开护士阿姨递过来的手术包，从中拣出一把消毒钳，夹着一块蘸满碘酒的棉球在我的手指上开始消毒，我觉得凉凉的。伤口周围的碘酒渗透到伤口里，一股剧烈的疼痛突然袭来，我有点紧张，钻心的疼让我的手下意识地动了一下。"别动！"爸爸警告我。"正在消毒，一会儿要给你打麻药！有点痛，但是不能动！你要是害怕，就转过头去别看！"爸爸说。"我要看！我不怕痛！"我倔强地说。爸爸拿起护士阿姨递过来的一个棕色纱布包，其实这个布包原本应该是白色的，经过反复消毒蒸煮，纱布变成了现在的模样。

一切都是新奇的！我注视着爸爸的每一个动作，在我看来都是那么充满新鲜感，与平时和蔼的爸爸完全不同。爸爸那么专注，他打开纱布包，拿出里面的注射器。它是玻璃管制成的，上面有好多刻度。爸爸把纱布包里面的针头拿出来，我看了下，那个针头真粗！我有点害怕了。"小陈，你给我找一个细一点针头吧，这个针头太粗了。""好，我马上过来！"陈阿姨取回了一个细的针头，用一个钳子夹着放到爸爸操作的桌子上。爸爸从另一个布包中，拿起一个有洞的"孔巾"，铺在我手指的伤口上面，正好把我的手指的伤口露出来。然后，爸爸拿起那个注射器，护士阿姨把一个玻璃小瓶打开，让爸爸用注射器的针头抽尽小瓶里的药水。"我要打麻药了，可能有点痛，要坚强孩子，你是男子汉！"爸爸说。"没事儿，你打吧！"我鼓起勇气。由于有了思想准备，加上比较兴奋，我眼看着爸爸的针头扎进我的手指伤口的旁边，爸爸一边打针，一边说，"这个过程叫麻醉，打了针，一会儿缝针就不疼了！"果然，我的手指感觉木木的，爸爸用钳子碰我的手指，问我是否有感觉？我只觉得有东西碰我，但是没有一点疼的感觉。"好了，我开始给你缝伤口了！记住，不能动！疼就说话！"爸爸嘱咐我。于是，我看爸爸熟练地拿起一个钳子，夹起一根针。我第一次看到，这个缝伤口的针竟然是弯的！像半个月亮的样子，前面是尖尖的，像一个有棱角的尖刀，好新奇啊！我问爸爸，"为什么这个针是弯的？"爸爸看着我笑了，"你这小子胆子还真大！我们急诊像你这样大小的孩子缝针，都是家长看着，孩子都不敢看！告诉你，这个针是弯的会让我们操作起来更容易。一会儿你就看见了。"爸爸把针上穿上一个黑色的丝线，然后就扎进我的伤口，这边进去，那边出来，然后爸爸就用让我眼花缭乱的手法打了一个结！紧接着，又一个结！他是怎么打的缝线结，我完全没有看清！只觉得爸爸的动作很帅！几针下来，我的伤口就紧紧地贴合在一起了！爸爸用剪刀把缝线的尾巴剪断，不知为什么，线的末端留下足有1厘米的线尾。我被爸爸的敏捷折服了！现在想想，面对一个六岁的小孩子，这个医生爸爸是在炫技啊！对外科医生来说，缝个伤口有啥技术含量？但是，爸爸的操作让我对他佩服得五体投地！手术完了，爸爸夸我勇敢，没有哭！护士阿姨也夸我是真正的男子汉！我很自豪，在回家的公共汽车上，我的手指还是没有恢复感觉。我问爸爸，"我的手怎么还没有感觉？"爸爸说，"没事，回家就好了。"我这才知道，爸爸为了不让我疼，麻药打得不少啊！可怜天下父母心！

一转眼，我做外科医生已经有四十年了。我喜欢做外科医生，你永远体会不到一个外科医生在自己的职业中得到的快乐！

当然，你也永远不知道，这个职业有多艰难，多痛苦，多费力，多艰辛。这是一个让人爱恨交加的职业！四十年了，我经历了多少风风雨雨，见识了多少生离死别，感受了多少人间冷暖，阅尽了多少悲欢离合，一切只有自己知道。

外科医生这个职业对普通人来说是神秘的。尽管有许许多多的影视作品，对外科医生这个职业进行了诠释，有褒有贬，有爱有恨，有妙手回春，也有见死不救。毕竟，影视作品、文艺创作，大多是外行看内行，雾里看花、蜻蜓点水，并没有把什么是外科医生真正的内涵解释清楚。就像电视剧里看起来衣食无忧的外科医生，总是潇潇洒洒，喝着咖啡，谈谈恋爱，卿卿我我，浪漫而让人羡慕。其实，外科医生真的是一个让人爱恨交加的职业。每个外科医生都有自己不平凡的经历，注定遇到过刻骨铭心的手术案例，经历过各种各样的惊心动魄，体会到各种各样的心力交瘁、终生难忘的艰辛手术，那是外科医生成长的必经之路，是外科医生勇往直前的基础，是外科医生走向成熟必须经受的历练！你今天看到的外科医生，他们的淡定，他们的睿智，他们的荣辱不惊，他们的从容不迫，都是经过血与火的洗礼，是技术与心灵的涅槃重生，其中包含着多少心酸，多少痛苦，多少痛心疾首，多少爱恨交加。在我眼里，每一个外科医生都是英雄，他们从事着这个世界上最伟大的职业，他们用心、用爱、用技术、用理性去拯救生命，拯救家庭，拯救世间之痛楚！让我们走进历史，了解一个你完全不熟悉的职业，完全不熟悉的领域，完全不熟悉的那个无影灯下的世界……

理发师的故事

什么是外科学？外科学这个词源自拉丁语，意为"手工"。在韦氏词典中，它被定义为"医学的分支，通过手工操作的方式治疗疾病"。世界知名的《新英格兰医学杂志》在其创刊200周年的时候发表了题为《外科200年》的纪念文章，文中对外科的描述是"外科是一种专业，通过介入人体而治愈疾病"。事实上，外科的出现远不止200年，让我们把时间推移到古波斯时代。

在古波斯时代，公元前2800年，就有外科医生用石器在人的颅骨上钻洞治疗脑积水的记录。不幸的是，大多数与外科学相关的证据，包括古波斯的手稿，都在战争中被摧毁了，目前缺乏相关记载。只有很少量的外科学的科学印记，在一些考古学文献中有所呈现，其他只在科学文献和宗教文本以及神话的手稿中被发现。伊朗Shiraz大学波斯医学史研究显示，现代伊朗发现的古波斯外科手术的实例，包括一个公元前 1100—前 800 年在哈桑鲁山发现的环钻颅骨。在可追溯到公元前 1000 年的《阿维斯陀》（又称"波斯古经"）中，当时三类主流的医生包括在阿维斯陀语中被称为 kareto bae s aza 的外科医生、精神科医生（ma nsrspand bae s aza）和用草药治疗病人的内科医生（urvaro bae s aza）。kareto bae s aza 的意思是"用刀工作的医生"。这表明，在古代波斯，外科手术既是主流，也是医学科学的一个独立领域。

在古代战场上，许多受伤的士兵等待治疗，外科医生的作用得到凸显。已知最早的外科学文献是约公元前 1600 年古埃及的《艾德温·史密斯纸草文稿》（*Edwin Smith Papyrus*），它描述了许多外科实践，如在各种条件下对疾病的诊断和治疗，包括头部损伤的治疗程序；对神经损伤的描述，如外伤性偏瘫和颈椎脱位伴截瘫；还包括乳腺癌的定义，以及胸部疾病的手术治疗。

在古希腊文学作品中，也有外科手术的相关信息，比如公元前 9 世纪盲诗人荷马所作的史诗《伊利亚特》。荷马通过对特洛伊战争的描写，深刻地描述了在战争造成大量伤害的情况下，迫切需要有技术的医生。《伊利亚特》里描写了医神埃斯克雷彼斯（Asclepius）。埃斯克雷彼斯是阿波罗（Apollo）的儿子，阿波罗传授给埃斯克雷彼斯

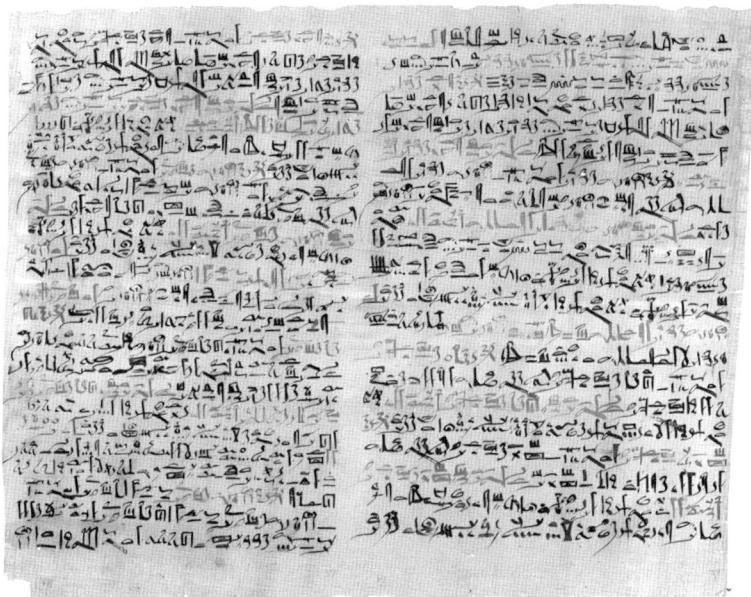

古埃及《艾德温·史密斯纸草文稿》

希腊的医学哲学："第一语言，第二药物，第三手术刀。"虽然缺少科学证据的支持，但是希波克拉底（公元前460—前370年）时代的医学文献，就已表明了外科手术在医学治疗中的各种应用。这一时期之后，拜占庭文明（4—15世纪）的医学实践遵循了古希腊科学的做法。当阿拉伯帝国在公元7世纪建立时，穆斯林科学家，特别是波斯的科学家收集了过去的医学知识，包括古波斯和古希腊的外科手术知识。

尽管如此，从最早有记载的历史到 19 世纪后叶，外科手术的方式几乎没有改变。在那几千年的时间里，由于没有麻醉，外科手术无法实现疼痛控制。而且，人们对"无菌术"和如何控制手术的出血一无所知。因此，那时的外科手术是令人恐惧的。尽管那个时代的外科手术仅限于皮肤的脓肿切开、拔牙、皮肤表浅的肿瘤切除等小手术，外科医生要给病人做手术，还是需要先把病人用绳子捆绑起来，因为如果没有捆绑，手术带来的剧痛是人们无法忍受的，会让病人身不由己，难以控制。较大的手术就是截肢手术了，在没有麻醉的时代，这是我们现在无法想象的。

在整个 14 世纪，大多数手术治疗是由仅仅受过初等教育的理发师和那些并不被人看得起的"游医"来实施的。这些理发师和"游医"游走各地，给人理发，兼职切个脓包、挑个疖子，在极少数情况下，还会帮助病人切除患病的手指、四肢或乳房等，这也是他们谋生的手段。那时的内科医生由于受过高等教育，对这种江湖"游医"的"雕虫小技"不屑一顾，对他们的工作更是嗤之以鼻。那时的外科医生始终被"高贵"的医学排斥在外，整个医学界不愿意承认他们对医学的贡献。大约在 15 世纪，内科医生才逐渐开始对外科手术技巧表现出兴趣。随着外科手术技

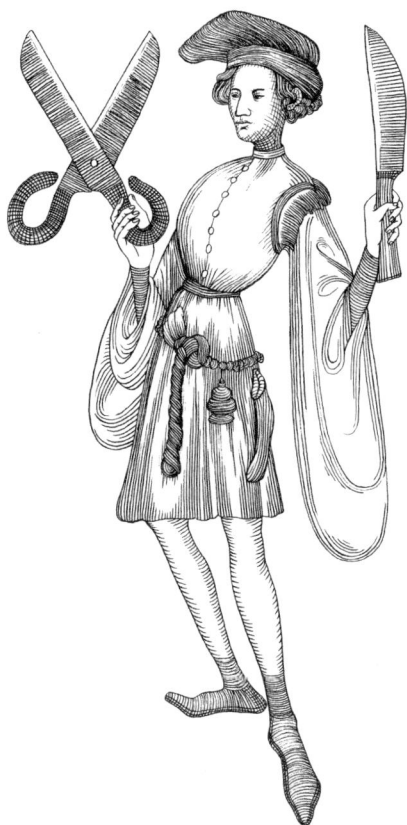

——

14 世纪的理发师

术的发展，无论是出身"高贵"的内科医生，还是"游医"、理发师，均开始尝试结扎动脉、切除可见的大肿瘤，以及用各种方法治疗嵌顿和绞窄性疝，创造了基本的结肠造口和回肠造口术。更有创新精神的手术者关注肛瘘、膀胱结石和白内障的临床处理。尽管外科医生越来越大胆和聪明，但还没有人敢尝试对人体体腔内的脏器进行手术，这些体腔内的复杂结构并不为人知。对外科医生而言，他们深知，为体腔内的脏器实施手术是危险的，充满着挑战和不可预测的风险。

3.

我选择了外科

在历史的长河中，外科医生最早的命运真的是令人唏嘘。没有想到，如今光鲜亮丽的外科专业，一个个气宇轩昂的外科医生，他们的祖先却曾经是流浪的街头匠人，而且是不被主流医学界所接受的。我们也可以清楚地看到，在历史上，那些没有接受过系统教育的"游医"与理发师们，可以凭借手艺游走江湖。特别是那些远古时代的前辈们，他们能够在没有麻醉，没有止血，没有无菌术，没有消毒措施，没有人体解剖学认知的情况下，对病患的各个部位，甚至是中枢神经所在的大脑实施手术。他们是如何定位的？在没有麻醉、没有手术器械的情况下，如何选择手术入路？也许，这永远是一个谜，而他们的探索精神却深深地感动着我们。

但是，外科学真正发展成为一个学科，一定是得益于科学技术的发展、严格的教育与培训，以及人体解剖学和生理学、病理学的发展。江湖艺人难以在科学上有所建树，必将成为历史的遗迹。当临床医生将科学与艺术有机结合的时候，才有真正的外科学的诞生。我为什么会选择外科医生作为自己的职业呢？其实没有什么特殊。因为我是外科医生的儿子，而且我的姑姑、哥哥都是外科医生，所以在选择专业的时候，我首先就选择了当一名外科医生，没有犹豫过。我是在北大医院出生的，我的童年也是在北大医院的宿舍院里度过的。可以说，我的童年就没有离开过医院。我们住的是一个有18户人家的大院子，也是北京医学院的前身——北京南城的西琉璃厂附近，有个叫八角琉璃井的胡同。在这个院子里住的都是北大医院的医生和技术人员。我们的楼上住着一个著名的解剖学家张先生，我们小时候经常在张先生不在的时候去翻看一本本厚厚的解剖书，虽然看不懂，但是书中人体解剖图所诠释的奥秘深深地吸引着我。爸爸是泌尿外科医生，家里的医学书籍也很多。而且，爸爸妈妈都是医生，回到家里也经常谈起医院的事情。每到周末，爸爸妈妈时常要在医院值班，我和哥哥也经常在随爸爸或妈妈到医院里过周末。白色的病房，绿色的墙围，厚重的来苏水味道，充满了我们的记忆。爸爸妈妈去工作，我们在医院的办公室里玩儿，繁忙的医生和护士，白色的床单，到处是红十字的标记，红灯闪烁、拉着长笛的救护车，忙碌的脚步，是我们童年看得最多的场景。

记忆里，那是第一次和重度烧伤的病患近距离接触，也就是那一次，在我幼小的心灵里种下了当医生的种子。1968年的冬天，北京礼花厂一车间突发爆炸，一时之间，浓烟四起。为了抢救国家财产，17岁的青年女工王世芬挺身而出，被救出时仍然在昏迷中。她被送到北大医院，全身上下98%的面积被烧伤，而烧伤面积达到88%就是三级烧伤了。人命关天，上级指示，尽最大可能挽救生命。经过七天七夜的抢救，王世芬脱离了生命危险。对一个重度烧伤患者来说，脱离生命危险只是完成了第一步，后续更多的是要治疗，包括持续消炎、植皮，甚至截肢等等。当时，医院接到上级的指示，一定要全力抢救王世芬同志。医院成立了抢救小组。我的妈妈也在这个小组当中。妈妈当时是肾脏内科医生，烧伤急性期过后最主要的并发症是感染和肾功能衰竭。妈妈和烧伤外科的医护人员们夜以继日，不辞辛劳。记得有一天，妈妈带我到医院，因为她要值夜班，就安排我在医生休息室休息。我那时还很小，但是看到报纸上北大医院抢救王世芬的事迹，对王世芬的病情也十分关心。我真想看看烧伤以后，人体是什么样子，就问妈妈："我能看看王世芬姐姐吗？""你看什么？她的病房要求无菌，任何人没有消毒是不能进的。而且她的皮肤都是黑色的，样子也十分可怕，小孩儿是不能看的！""她的皮肤都烧焦了，还怎么活啊？"我问妈妈。"首先控制感染，等到感染控制好了，外科医生就可以给她植皮！"妈妈给我解释道。我还想问，妈妈没有时间回答我，就督促我快点睡觉。后来，王世芬女士在北大医院的全力救治下，奇迹般地活下来了，这简直是医学的奇迹！这个发生在我身边的医生的故事，对我的影响是巨大的，每当我看到父母忙碌的身影，不知不觉中，也想成为他们那样的人，那样的医生，能够救活奄奄一息的病人。后来，我真的像他们一样，成了一名医生。

记得好几年前，父亲的一个朋友找到我，他的妻子得了直肠癌。他通过电话和我联系，是我妈妈接的电话。对方在电话里说："我找顾大夫。"我妈妈听了就问："你找哪个顾大夫？""我找外科的顾大夫！"我妈妈接着说："我们家三个外科顾大夫！"那边听了我妈妈的回答，赶紧说："我找顾晋大夫。"电话这才到了我手上，我回答了父亲朋友的问题。最后，父亲的朋友和我说："想不到当年的小孩儿，现在已经是大大夫了！真了不起！"为此，爸爸妈妈都十分自豪。

　　科学在进步，我们这个以手艺人出身的行业，逐渐成了医学象牙宝塔的重要组成部分。无论如何，我们的前辈用自己的智慧和才能，为外科事业书写了浓墨重彩的一笔。

第二章

外科与人体解剖学

"有人说外科是一门科学，有人说是一门艺术；
在我看来，两者都没说错。"

——Lorenz Heister

1.

解剖学家张先生

第一次知道"解剖学"这个词，还得从我小时候说起。小时候，我住在北京宣武区的八角琉璃井。现在已经没有宣武区了。那条窄窄的胡同叫琉璃巷。我们住的院子坐落于著名的文化街西琉璃厂，那里有著名的荣宝斋。为什么叫八角琉璃井呢？据说，清朝时此处有一庙，庙前有八角琉璃井。民国初期于此地建起专门医科学校，为我国创办的第一所国立医科学校。而今，此地被北京市第四十三中及北大医院宿舍占用。那时候，我觉得我们的院子真大，后来才知道它是现在北大医学部的前身，北京医学院最早的校舍。院子里有18户人家。一进门，就可以看见两棵巨大的枫树，方块的青石板铺成的地面上，有两个漂亮的花坛，里面种着好看的向日葵，其间还有五颜六色的喇叭花。秋天来了，向日葵结出硕大的果实，沉甸甸地压弯了枝头。院子北侧是一栋红砖的二层小楼，算是院子里的主要建筑，看上去是西洋式的，楼顶正上方是个三角形的造型，上面有石雕的图案，记得好像有点像海浪的感觉。整个楼面是三个拱形门洞组成的开放连廊，两头是向外伸展的房间，木制的地板由于年代久远，踏上去"吱吱"作响。连廊配有雕花的栏杆，已经看不出原来的颜色和图案了。院子的南侧是一排日式的平房，屋里都是木质的榻榻米。门前有遮雨的走廊，青砖铺地。靠西侧有另一幢二层小楼，一堵围墙把院子隔出一个西院，小西院里有一个茂密的葡萄架，紫色的枝藤，到秋天就挂满葡萄，有绿色的，也有紫色的。院子东侧就是那两棵硕大的枫树，两棵笔直的杨树是后来种的，院子里枝繁叶茂。夏天到处是阴凉，孩子们可以在院子里骑自行车。秋天太阳暖暖的，他们可以躺在一地厚厚的红叶上玩耍。

　　院子里住的大都是北大医院的医生和技术人员。其中有一位老先生，是当时在北京医学院解剖学系工作的张先生。张先生是解剖学的教授，非常有风度。记得他个子不高，皮肤白皙，戴着一副金丝边的近视眼镜。张先生在院子里出现的时候不多。他轻易不和院子里的人打招呼，无论天气多热也不会出现在院子里乘凉的行列。张先生走起路来有一点驼背，清高而文雅。但是脸上总是带着淡淡的微笑。老先生有三个儿子一个女儿，都比我年长，我们在一个院子里一起长大。他们一家住在北楼的二层。我们有时候会去张先生家玩儿，大都是先生不在家的时候。在我的印象中先生永远坐在他们家一个红木的办公桌旁，一只手夹着一支香烟，另一只手握住一支笔，胸前总是一本厚厚的书。我们院子里的人都知道，张先生是我们大学解剖学的资深教授，是解剖系的创始人之一，主攻神经解剖，而且德高望重，学识渊博。直到后来，我自己上了医学院才知道，神经解剖是最难学的。因为神经解剖是研究人的脑和中枢神经的学科，一些对神经功能核的描写都是解剖图，而我们在看解剖学的时候，根本看不到书上描写的大脑里面的神经细胞团是什么样。我们只知道神经的走行、神经的起点和终点的骨性标志。里面究竟是什么样，谁也没有见过。

学习解剖学是在大学的第一年，那时候我家已经搬离原先居住的小院。先生也搬到了大学的宿舍里。一走进解剖楼，就有一股浓浓的福尔马林的味道。不知道为什么，我从一进解剖室，就没有害怕过。也许是因为我是外科医生的儿子？我对学习解剖非常感兴趣。那个时候我们学习解剖是不允许戴手套的。

一周要上好几节解剖课，特别是第三、四节的解剖课，上完课就去食堂吃饭，洗洗手就要上一份排骨。不仅没有觉得有什么不同，而且吃得还挺香！解剖课上，我们在大体标本上找不到的结构，老师来了一层一层地用手拨开帮我们找。由于当时刚刚恢复高考，医学院的大体标本也严重不足，我们用的教学标本大都用了好久，许多结构都不太清楚了。特别是神经，头颈部的12对神经，一根一根地找，有时候很细，只能在书上看到。那时背诵的12对脑神经的口诀，"一嗅二视三动眼……"标本用得久了，这些结构就被破坏了。

记得最紧张的是解剖学课程考试。除了解剖基础理论考试，还要考标本辨识。上一届的师哥师姐告诉我们，我们学校的解剖考试可不简单。特别是那个气氛！考试前，老师们就把解剖室封起来，在里面鼓捣标本，各个解剖台上放着局部的解剖标本。如果是考神经纤维的辨认，就在好多条神经交会处用一根细线拴在目标神经上让我们辨认，线的后面有一块小牌子，上面写着一个编号。如果是要考颅骨哪个小孔的名称，就在那个小孔上点个白点，旁边给出一个编号。您知道我们的颅骨有多少孔吗？大孔小孔不计其数，医学生都要记得清清楚楚！哪个孔叫什么，有什么神经从那里穿过；这个神经是干什么用的，是传导人的嗅觉还是人的味觉，等等。这一切真的是很难记的。关键是考试的气氛太紧张，作为学生，你真的不知道你进到解剖室里第一个见到的是什么标本，要考你什么解剖部位，如果你想不起来这个标本的名称，后面的同学就会催你。最让人恐惧的是，我们走进解剖室以后，每一个标本都盖着一块白布，每一个白布那儿都有一个编号。每个标本离得挺远，让同学们没有机会讨论。不许说话，有监考老师！最可恨的就是那个电铃。老师交代了：一进考场每个人按编号就位，等第一声铃响，可以拿掉盖在标本上的白布，开始辨认标本，然后在考题纸上写上该部位的解剖名称！第一声铃响起以后，每过15秒，就又响起来！你就得去看下一个标本。如果你看到的第一个标本很简单，那还好，如"股骨外上髁"，就是下肢最粗的骨头上的隆起，很容易辨认，那你真就该烧高香了！但是如果你运气不好，正好赶上第一个辨认的是复杂的脑神经，那可就完了！

考试开始了，我前面的同学老K，铃声一响，他吓得一哆嗦，看着标本发愣！我小声地催他，快点写吧！老师又不让说话！只见他越紧张，越辨认不出来，拉着那根拴在神经标本上面的细线一个劲儿地拽。铃声响了！我往前走，一看，那个小牌牌被我同学拽下来了！这个挨千刀的老K啊！这不是害我吗？老K是我们班上年纪比较大的同学。我们那个年代，考大学的是"文革"十年沉淀下来的一代人，最老的是"老三届"，比我们这些应届生要大出十多岁。老K就是我们班年纪比较大的，他是"老三届"，但是"老初中"的，年纪大，动作慢，反应也有点迟疑。另外，他是一个考试紧张型的人，我怀疑他有考试焦虑症。一到快考试了，你坐在他旁边，总能感觉到一种来自考试的"压榨感"。本来复习的还可以，但是你一坐在老K的旁边，就会受到他的感染，也会对考试产生焦虑。所以，我们都知道，一旦快考试，尽量回避老K。

　　该死的老K把标牌拽下来了，标牌没有在标本上，我怎么写？一共就15秒，咋整？我在脑海中快速琢磨：如果我现在叫老师，15秒即使老师过来我也没法说清，究竟是谁把这个标牌拽下来的，老师会不会埋怨我？仔细一想，老师来了，我的时间也过去了，而且还影响我下面的答题。反正一个标本没认出来，也还有机会！我干脆不吱声，以免影响后面的考试！结果，下一个标本也真的不好认。"该死的考试，这是以学生为敌啊！"我心里骂道。终于走出了考场，那个该死的铃声也停了下来！我从考场出来得早，看见监考解剖学考试的老师都出来了，他们彼此在聊天："嗨！我出的那几道题，他们答对的真没几个！哈哈……"听到老师"得意"的笑声，我心里对老师好感，顿时减了一半。

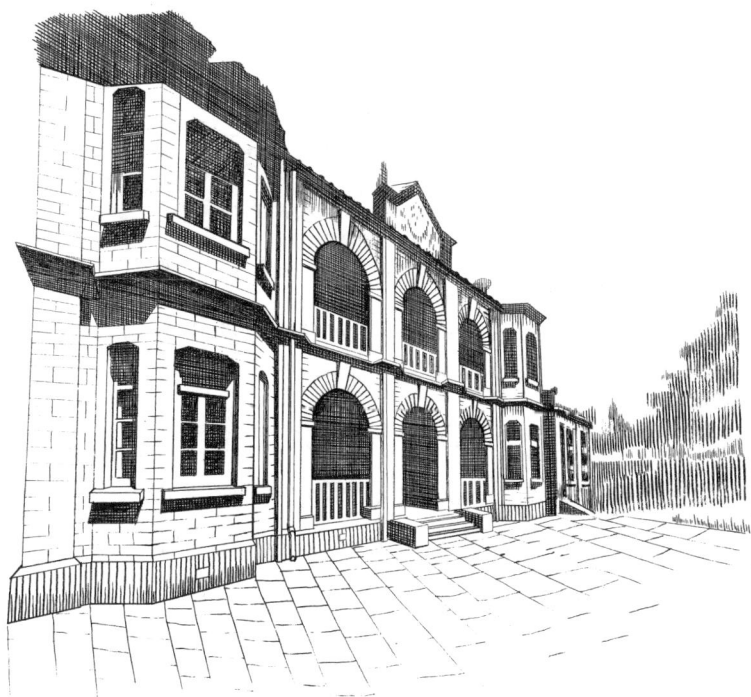

北京大学医学院的前身,坐落于北京市宣武区八角琉璃井,
现在叫琉璃巷

2.

西方与东方外科的前夜

    对外科医生来说，解剖学是我们的基础课。一个从事临床外科工作的医生，如果没有过硬的临床解剖学基础知识，就无法完成外科手术。在整个外科学发展的历史长河中，外科从乡野"游医"、理发师的手艺，到真正融入医学科学并建立严谨的科学体系，经历了漫长的演变，同时也遇到了困难和波折。据记载，最早的理发师，是子承父业的兼职匠人，除日常给人理发以外，还为病人处理脓肿切开、拔牙，甚至可以实施截肢这样的外科手术。但是对空腔脏器的外科手术一直被视为禁区，包括胸腔、腹腔和耳鼻等空腔的手术。其根本原因除当时麻醉和镇痛、止血等技术没有出现，无菌观念没有被人类所认识之外，一个重要的原因是人们不知道这些空腔脏器的内部结构，也就是外科学的发展受到了人们对人体解剖学认知不足的限制。

或许这就是医学发展的必然，解剖学的出现显得至关重要。谈到解剖学实践的鼻祖，不得不介绍克劳迪亚斯·盖伦（Claudius Galenus，129—199年）。如果说在西方医学的历史上，希波克拉底（Hippocrates，公元前460—前370年）的地位堪比中国的孔子在儒家的地位的话，那么数百年后，另一位罗马医生就可以被称作是医学界的孟子了——他就是盖伦。他的学术成果定义了西欧近1500年的医学实践。在后世，中世纪和文艺复兴时期，盖伦以将动物实验作为基础的经验主义方法和"神奇疗法"而闻名，对西方医学产生了巨大的影响。

公元129年，盖伦出生在帕加马（Pergamon），一座小亚细亚北部、距离爱琴海15英里（约25千米）的城市。此时间刚好相当于中国东汉年间，中国已然形成了大一统的强大帝国，而在爱琴海沿岸，大大小小的城邦也归于一统，一个伟大的帝国已经把地中海变成了自己的内湖，它就是罗马。盖伦的父亲埃利乌斯·尼孔是一位富有修养的建筑师和地主，优越的生活为年轻的盖伦提供了良好的哲学和政治学的教育。盖伦曾在其著作中写道，当他17岁时，阿斯克勒庇俄斯（Ασκληπιος，希腊神话中的医神）出现在他父亲的梦中，预言他儿子的命运会是从事医学。自此，盖伦正式开始研究医学。盖伦 20 岁时，父亲去世，留给他一笔丰厚的遗产，他利用这笔遗产周游地中海和近东地区，继续学习。

公元 157 年，28 岁的盖伦被任命为角斗场的医生，这是大祭司授予他的荣誉。角斗士的表演通常是献给皇帝的，保持他们的战斗能力至关重要。盖伦在解剖学方面的经验使他对骨骼系统和肌肉有广泛的了解，可以得心应手地处理在角斗中受伤的角斗士。8 年后，36 岁的盖伦成为罗马最著名的医生之一。在这一时期，他撰写了许多关于血液循环、骨骼和解剖学的文章，并出版了他的著作《论身体各部分的功能》。盖伦的解剖学观点不仅受到他自身对解剖的认识和相关诊治创伤经历的影响，而且受到斯多葛派哲学的影响，即生命是由命运决定的。他写道："自然不会让任何事情白白发生……在我看来，身体里没有无用或不活跃的东西，而是所有的部分被安排在一起履行它们的职责，造物主赋予了它们特定的力量。"盖伦的解剖学概念很大程度上来自对动物的活体解剖，尽管当时罗马禁止对人体进行解剖，但盖伦可能在访问亚历山大港期间进行过人体解剖。

盖伦 33 岁时第一次来到罗马，在那里，他举行了公众开放解剖课和演讲，因此声名鹊起。当时的医生普遍

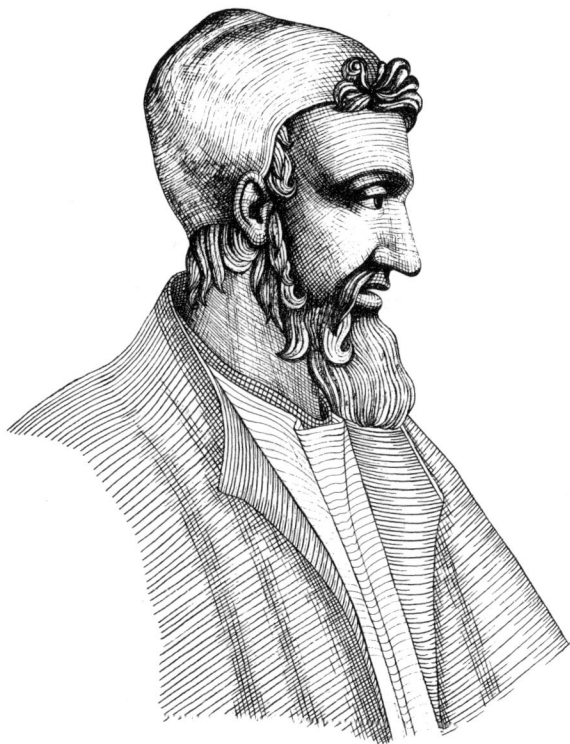

克劳迪亚斯·盖伦

（Claudius Galenus, 129—199 年）

不愿意传播自己的研究成果，害怕别人会从自己
的工作中获利，而盖伦是那个时代为数不多愿意
分享学识的经验主义医生之一。盖伦崇尚节制和
简朴，而同时代的医生大多贪婪、谄媚，喜爱结

交富人，且随从众多。盖伦把这些医生比作强盗，因而得罪了他们。公元 168 年，罗马帝国皇帝马库斯·奥勒利乌斯（Marcus Aurelius）率领军队前往多瑙河流域，同时招募盖伦随军。盖伦说服皇帝允许他留在罗马，担任王位继承人康茂德（Lucius Aurelius Commodus Antoninus）的医生。盖伦终身未婚，在公元 199 年去世，享年 70 岁。

中世纪和文艺复兴早期的医学实践主要是基于盖伦的方法。盖伦对先前的医学知识体系十分熟悉，十分崇尚希波克拉底（Hippocrates）、赫罗菲勒斯（Herophilus）和埃拉西斯特拉图斯（Erasistratus）的理论，并将自己的观点与已有的理论结合起来。盖伦对这些旧知识的过度重视导致他未能发现血液循环的原理，尽管他强调实验，并准确地识别了瓣膜在防止"物质倒流"方面的功能。盖伦在学术上建树颇丰，13 岁时就完成了第一篇论文，到他生命的最后，共计撰写了超过 250 万字的著作。他的一些著作包括《论身体各部分的功能》《论自然的能力》《论前因》和《论希波克拉底的〈论人的本性〉》。特别是盖伦关于血液循环的学说，经久不衰，影响了医学界 1600 年。盖伦提出，血液沿着动脉涌向身体的各个部分，使各个部分执行生命功能，然后退回左心室，如同涨潮和退潮一样往复运动。右心室中的血液则经过静脉涌到身体各个部分，提供营养物质，再退回右心室，也像潮水一样往复运动。直到16世纪，对盖伦学说的挑战仍会遭到英国皇家医师学院的罚款。盖伦的研究一直被教会奉为绝对权威，直到安德烈亚斯·维萨里（Andreas Vesalius，1514—1564年）修正了他的解剖学理论。在威廉·哈维（William Harvey，1578—1657年）提出生理学理论后，盖伦学说的时代就此结束。

同一时期，在古老的中国，也有熠熠生辉的与盖伦比肩的医师——"医圣"张仲景和"外科圣手"华佗。张仲景（约150~154年—约215~219年），名机，字仲景，东汉末年医学家。张仲景的传世巨著《伤寒杂病论》是后学者研习中医必备的经典著作，其所确立的"辨证论治"原则是中医的灵魂。张仲景在《伤寒杂病论》中记载了肠痈、寒疝等外科病证。同时期，中国出现了中医外科代表人物——华佗（约145—208年），其一生精通内、妇、儿科，并擅长外科，被奉为"外科鼻祖"。他对针灸、中药所不能治的疾病采用手术治疗，并研制出世界上最早的麻醉药——麻沸散，是世界麻醉史上最早的巨大成就。华佗从事外科手术，离不开对解剖学的了解和当时药物学的发展。《后汉书·华佗传》中记载华佗当时已经能在全身麻醉下比较精细地进行腹腔手术，这对中医外科学的发展有着重大的贡献，可惜部分记载现已无法考证。

到魏晋南北朝时期，中医以外科手术为主流，这与当时的历史背景密切相关。彼时战乱频发，外伤发生率较两汉前后明显增加，医生需要应对大面

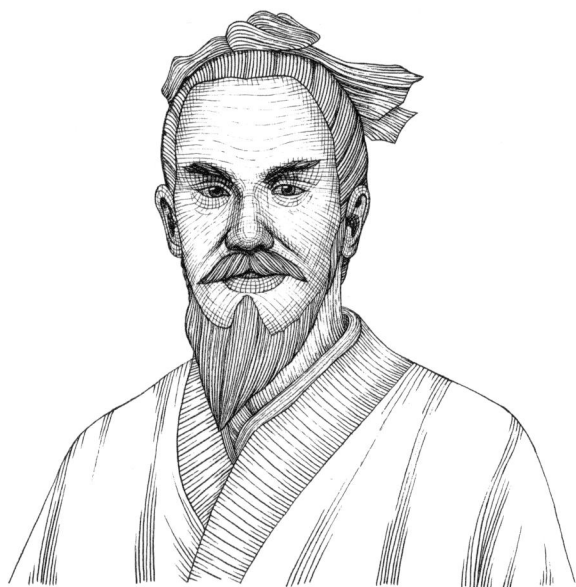

"医圣"张仲景

（约 150—154 年—约 215—219 年）

积的创伤和化脓性感染等疾病，客观上促进了中医外科技术的发展。此时出现了第一部中医外科专著——《刘涓子鬼遗方》，它被视为我国魏晋南北朝时期外科发展水平的代表作。晋代，一些小手术也得到发展，如唇裂修复术。《晋书·魏咏之》记载，魏咏之生而兔缺，为了谋取出路，18岁时，"闻荆州刺史殷仲堪帐下有名医能疗之，贫无行装……以投仲堪。既至，造门自通。仲堪与语，嘉其盛意，召医视之。医曰：'可割而补之，但须百日进粥，不得笑语。'"术后其容貌恢复。这则医案体现了当时外科医家的手术水平。

3.

我为张先生手术

　　解剖系张先生的儿子 H 给我打电话，我们好久没有见面了。H 是张先生的二儿子，初中时期就去了内蒙古插队，一去就是几十年。后来先生年纪大了，和组织上要求，让儿子从内蒙古回到北京。H 是我们院子里大哥级的人物，个子不高，但是长期在外锻炼，经过风雨，见过世面。在我的眼里，那就是饱经风霜、闯社会的老大。他为人豪爽，尽管我小他好多岁，但是也是北京人说的"发小儿"，在一个院子里长大的邻居。记得他去内蒙古插队后，经常回北京家中探望父母，总会给我们带内蒙古的奶豆腐，还有一些好吃的奶制品。H 哥喜欢打乒乓球，我们小时候打乒乓球只能在学校，放假回家，没有地方打。那个时候不像现在，到处都有室内的乒乓球活动厅。唯一可以在假期打乒乓球的地方只有北京文化宫！我特喜欢打球，但是文化宫的球台是室内的，老豪华了，一个小时要6毛钱，简直就是奢侈！我们根本不可能花这么一大笔"巨款"去约打球的场地。H哥喜欢，每次回北京，总会豪爽地告诉我，去给咱们约文化宫的球台，2小时！当然是H哥出钱！我们自然求之不得，立刻快马加鞭地去文化宫约场地，然后和H哥一起打球。太过瘾了！

灯光球场，木质球台，特别是周边深绿色的挡板，我们会感觉是到了国际比赛的赛场。我们和H哥一起，在球场挥汗如雨。打热了，H哥还会给我们买奶油冰棍儿吃！那个时代，奶油冰棍儿也是奢侈品，如果是雪糕，那对我们来说简直就是"过年"！灯光球场，冰激凌冰棍儿，真的是神仙过的日子啊！

"顾大夫，我爸最近不太好，他八十多岁了，三院诊断是直肠癌，你给看看吧！"H哥插队内蒙古，后来就在当地娶妻生子，成了地地道道的内蒙古人，说话都带着内蒙古口音。一直以来，H大哥经常有内蒙古的朋友来北京治病，凡是肿瘤相关的病都会找我看。这次是H大哥的父亲，我们德高望重的张先生患病，我当然会尽力而为。"好的，您把看病的材料先拿过来我看看。"我们约好让他来我的门诊。

我看了先生的材料，诊断没有问题，只是先生年纪大了，有一些基础病，就是老年人常有的高血压、糖尿病啥的。一般来说，肿瘤位置距离肛门5厘米，我们需要建议病人先做术前的放化疗。放化疗可以减少肿瘤局部再长的可能，专业上叫"局部复发"。但是，H哥考虑老人家年纪太大了，放疗要折腾将近3个月，所以还是坚持不做术前治疗，直接做手术。于是，我决定收老先生住院手术。

"张老师好！"从搬出琉璃厂的小院，我就没有见过先生。时间一晃就几十年了。先生老了，头发全白了，人倒是胖了许多，但还是看得出先生原来的样子。"顾大夫好！"先生客气地说。"张老师，您别客气，我在您面前是小学生！您是看着我们长大的前辈！"我说。"不能这么说，现在你是医生！"先生这样说。我们寒暄了许久。时间过得真快，当年意气风发、风度翩翩的先生，如今一下子变成耄耋老人，动作迟缓、身体虚弱。"小顾，我相信你。只有一个要求，就是别给我改道！"先生是解剖学教授，对直肠的结构一清二楚。他的担心是有道理的。我当然知道这意味着什么，先生的肿瘤位于距肛门5厘米的直肠，这对外科医生来说是保肛门的极限距离，加上先生身形较胖，手术具有一定的挑战性。

最后，我们和先生家人商定，还是直接手术。这是我给在医学院曾经教过我们的第四位老师做手术了！他们都是我的老师，没想到，晚年都成了我的病人。其实老先生主要关心的是能否给他保肛。通常我们诊断直肠癌，就是靠近肛门的直肠内长了肿瘤。如果肿瘤距离肛门太近，手术要根治，就有可能不给患者保留肛门。那样的话，就得把病人的直肠连同肛门一并切除，在病人的左下腹壁上开一个小洞，把结肠从这个地方拖出来，固定在腹壁上，这个过程叫"造口"。通常术后病人排便就要从这里排，平时要戴一个可以更换的"兜兜"，就是我们常说的"戴粪兜"。手术进行得比较顺利，先生的肛门保住了！离开了手术室，我第一时间去病房看先生。先生刚刚从麻醉中苏醒，我知道他最关心的是我到底有没有给他保肛。"张老师，您的手术挺顺利，我们给您保肛了，没改道！"紧闭双眼的先生，使劲点点头，扎着输液针的手试着竖起大拇指，看得出来，先生对手术结果非常满意。

周末，我到外地开学术会议，H哥夜里给我打电话，"顾大夫，我爸晚上肚子挺胀，说肚子痛，手术后一直没有排便，怎么办？"此时也已经上了年纪的H哥，一直在医院陪床，看到父亲术后有问题十分着急。"而且，他还发烧！38.8℃。"我赶紧给病房值班的同事打电话，了解病情，最后判断，是术后肠梗阻！

由于老人长期吸烟，加上平时缺少运动，体质有点差，经过保守治疗，最终恢复了。之后先生一直生活得很好，几次复查肿瘤都没有复发。

4.

神奇的解剖学

对一个外科医生，特别是我们结直肠外科医生来说，现在还有许多解剖学问题仍在争论当中。例如，对于直肠的解剖学定义，经典的解剖学认为从肛门到其上方 15 厘米都是直肠。而美国国家癌症综合网络（National Comprehensive Cancer Network，NCCN）的肿瘤诊疗指南和欧洲肿瘤内科学会（European Society of Medical Oncology，ESMO）的肿瘤治疗指南，对直肠解剖的描述都有不同。随着人们对人体认识的不断深入，许多人体解剖结构出现了新的解剖学概念。例如，在我们学习解剖学的时候，直肠系膜的概念是没有的。我们对肠系膜的认知，是有一个扇面一样的组织结构将结肠固定于腹壁，叫结肠系膜，但是没有直肠系膜的说法。而后来，英国学者比尔·希尔德（Bill Heald）于 20 世纪 80 年代在《英国外科杂志》

（*British Journal of Surgery*）上发表文章《全直肠系膜切除术》，提出了直肠系膜的概念。甚至在今天的解剖学教科书中，也没有真正的直肠系膜的概念。因此，解剖学的认识是在不断深入并加以完善的。在此，我们应该感谢这个世界上第一个基于人体解剖结构写出鸿篇巨著的比利时医生——维萨里。

安德烈亚斯·维萨里（Andreas Vesalius），1514 年 12 月 31 日出生在布鲁塞尔的一个医学世家，他的祖父是神圣罗马帝国皇帝马克西米利安一世（Maximilian I，1459—1519 年）的御医，他的父亲安德里斯是其继承者查理五世的药剂师。维萨里是一位私生子。我们不知道维萨里何时决定学习医学，这可能与他住的地方靠近死刑犯行刑地有关，在那里，他经常能够有机会接近被处决的罪犯尸体；也有可能是因为安德里斯鼓励自己的儿子延续家族的传统。

1530 年，维萨里完成了基础教育阶段的学习，进入鲁汶大学学习艺术。在这里，他不仅可以学习拉丁语，还可以学习希腊语和希伯来语，这使他后来能够阅读和比较原始的解剖学文本。当时，鲁汶大学医学院还没有什么名气，所以 3 年学习结束后，1533 年 9 月，年轻的维萨里选择到巴黎大学继续他的医学研究。这里的大部分教科书都基于盖伦的著作，而

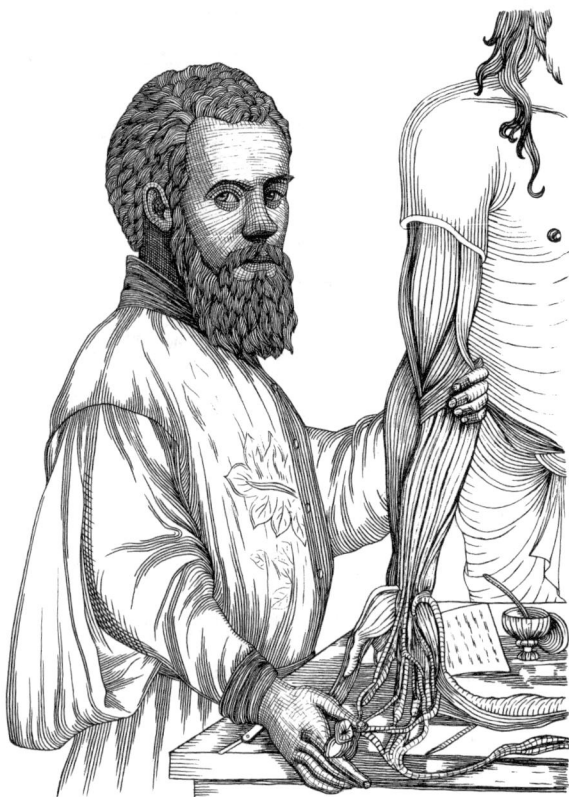

安德烈亚斯·维萨里

（Andreas Vesalius，1514—1564 年）

盖伦本身就代表解剖学教学中至高无上的权威。然
而，由于罗马法律禁止解剖尸体，盖伦只能在动物
身上进行他的解剖学观察。当时巴黎大学的老师们

在解剖课程中采用了传统的解剖学教学方式：坐在椅子上的讲师采用基于盖伦理念的教材进行宣讲，另外有一名演示者展示讲师提到的解剖结构，最后是"理发师"在解剖台上进行解剖，解剖材料是猴子、狗、兔子等动物的尸体。热情开朗的维萨里经常被要求担任"理发师"，这对一个20岁的学生来说是一项巨大的特权。

作为皇帝的药剂师的儿子，1536年7月法国爆发战争时，维萨里被迫在毕业前逃离巴黎，回到了布鲁塞尔。在布鲁塞尔，维萨里重新回到了鲁汶大学医学院，他依旧对解剖学研究情有独钟。一天下午，维萨里和他的朋友，也就是后来著名的数学家杰玛·弗里修斯在鲁汶郊外散步时，偶然发现了一具死刑犯的尸体，这个死刑犯的躯体被鸟儿啄得干干净净，暴露出几乎完好无损的骨架。维萨里下定决心要得到它。由于无法在日落前把所有的骨头都带进城里，所以他把自己留在城外，以便在第二天早上偷偷将剩余的骨头带回城中。后来，由于他的人脉，他被授权可以进行公开解剖学研究。然而，当他以盖伦的解剖理念来解剖这些尸体的时候，却发现人体的某些结构和基于动物解剖提出的概念理论有很大的出入。于是，维萨里决定去帕多瓦攻读医学博士学位，博士毕业后，维萨里留在了帕多瓦教授外科和解剖学。维萨里的教学方式与以往不同，从三个人分工变成了"单人表演"。维萨里使用解剖工具亲自演示操作，而学生则围在桌子周围观察学习。尽管在许多人看来，讲师把手放在尸体上是不合适的，这样的行为是没有先例的，但维萨里是解剖学教学改革的第一人，这也使得他的课程对大学生和普通市民来说都具有足够的吸引力。在课程中，维萨里纠正了盖伦解剖著作中的一些错误，他说："我在这里并不是无端挑剔盖伦的缺点。相反，我肯定盖伦是一位伟大的解剖学家，他解剖过很多动物。限于条件，就是没有解剖过人体，以致造成很多错误。在一门简单的解剖学课程中，我能指出他的200种错误。"继承传统，取其精华，弃其糟粕，去伪存真，维萨里这种面对面的亲身体验式教学是文艺复兴时期医学解剖学实践的一个重大突破，也一直持续至今。

1539年，一位帕多瓦的法官对维萨里的工作产生了兴趣，并许可他解剖被处决的罪犯尸体，他甚至愿意将这些罪犯的处决推迟到对解剖学家最方便的时间。很快，维萨里就得到了一大批详细、正确无误的解剖详图，这些图主要由艺术家执笔绘制，比以前的解剖学作品精致得多。从1540年到1542年夏天，维萨里将他的精力集中在他庞大的解剖学论文上，他意识到这将具有划时代的意义，值得花费最大的精力和最好的物质资源。这部伟大作品——《人体结构》的印刷工作在 1543 年 6 月完成，直到 8 月初维萨里才能够获得装订本。看着书上自己的肖像，一页页文字描述配上精美的插图，维萨里内心的满足感不言而喻。当人们审视《人体结构》时，就会立即明白为什么这本书是伟大的医学经典。

以前的论著从未如此深入地讨论过人体结构，关注解剖细节，整合人体结构的不同部分并呈现给大家。在他的著作中，盖伦和中世纪学说中的数百个长期固有的错误观点和认识被纠正。

此后，维萨里向西班牙哈布斯堡王室提出申请，成为王室的一名医生，相当于我们古代的御医。其实，这是一个不幸的决定。因为从此以后，他的大部分时间都用来处理皇帝暴饮暴食产生的异常。此外，王室的医疗人员大部分是保守派，他们敌视维萨里的解剖观点。面对这些来自宫廷的批评者对维萨里解剖学认识的偏见与傲慢，维萨里感到恼火和沮丧，他烧毁了三部未出版的作品的手稿，并发誓再也不进行解剖学研究了。他当时的一段话向我们揭示了他以前献身于解剖学研究的热情：

"我不应该心甘情愿地把时间花在去巴黎的公墓里

看骨头，也不应该去蒙福肯看骨头——在那里，我曾经和一位同伴一起，被许多野狗包围并受到它们的威胁。我也不想被锁在鲁汶的城门外，为了能够在深夜独自一人，从恐怖的绞刑架上取下罪犯的骨头来制备骨架。我将不再费心请求法官将死刑实施时间推迟到适合解剖的时候，我也不会建议学生观察某人被埋葬的地方，以便他们以后可以保护这些尸体。我不会在我的卧室里存放几个星期的尸体，这些尸体是从坟墓里取出来的，或者是在公开处决后移交给我的。"

尽管嘴上说放弃了解剖学研究，但维萨里实际上很快就又回到研究解剖学的工作中来。维萨里前往意大利的许多城市公开讲授解剖。1544 年 1 月，维萨里受到佛罗伦萨公爵科西莫一世·德·美第奇①（Cosimo I de' Medici，1519—1574 年）的接见。德·美第奇宣布 1 月 30 日为公众假期，以让更多人参观维萨里的解剖。如果说佛罗伦萨是文艺复兴的摇篮，那么

---

① 科西莫一世·德·美第奇出身于美第奇家族的旁支，是佛罗伦萨公爵亚历山德罗·德·美第奇的继承人。美第奇家族（意大利语：Medici）在 15 世纪至 18 世纪中期的欧洲拥有强大的势力，直接推动了意大利的文艺复兴。

曾在佛罗伦萨称雄百年的美第奇家族则是意大利文艺复兴的无冕之王。美第奇家族原是托斯卡纳的农民，通过药材生意起家，凭借融资和投资手段发展成为欧洲最大的银行家，于13世纪跻身贵族行列。美第奇家族利用美第奇银行的利润，使佛罗伦萨成为欧洲建筑和人文奇观之一，并为像多纳泰罗（Donatello，1386—1466）、桑德罗·波提切利（Sandro Botticelli，1446—1510）和列昂纳多·达·芬奇（Leonardo di ser Piero da Vinci，1452—1519年）这样的艺术家提供机会。伟大的艺术家米开朗基罗，从洛伦佐时代开始就为美第奇家族效劳，创作了著名的雕塑作品《大卫》等举世杰作，后受美第奇家族成员之一教皇利奥十世委托，为美第奇家族陵墓圣洛伦佐陵墓制作雕像，著名的《日》《夜》《晨》《暮》雕像就安放在这座陵墓的石棺之上。

在美第奇家族的支持下，佛罗伦萨成为欧洲文艺复兴的发源地和中心，诗歌、绘画、雕刻、建筑、音乐均有突出成就，历史、哲学、政治理论等的研究也居于意大利各邦前列，使信奉上帝的中世纪古老世界，让步于新兴、自信的人文主义。

后来，维萨里进入军队成为一名外科医生，由于具备难以超越的解剖学知识基础，他在外科手术中得心应手。早在1547年，维萨里就引入了手术引流脓胸的方法，将患者的危险降低到最低程度。重拾信心后，维萨里对《人体结构》中的一些错误进行了进一步校正，并于1555年出版。

1556年，西班牙哈布斯堡王朝新国王菲利普二世上位。然而，菲利普二世更愿意相信西班牙医生，并于1559年将他的宫殿迁至马德里。维萨里跟随国王，但他的医疗服务和解剖学研究受到高度限制。1564年春天，维萨里得到王室许可后离开马德里前往耶路撒冷，在那里，他采集草药并游览了数月。1564年夏天，维萨里决定返回意大利，但他没有等待威尼斯舰队，而是选择了一艘朝圣者的船。这艘船在暴风雨中颠簸了几天，一些乘客被抛出船外因此死亡，船最终到达了赞特岛。筋疲力尽的维萨里上岸后死在了那里，确切的死因尚不清楚，人们也不知道维萨里被埋在哪里，一位医学先驱就此落幕。

第三章

外科医生的忏悔

"每个医院都应该在医生和学生们的入口处立一块牌：'常有我们帮不了的病人，却没有我们伤害不到的病人。'"

——*Arthur L. Bloomfield*

外科急诊惊魂

我开始了无影灯下的生活，那年我 23 岁。

刚刚当上外科医生，感到诚惶诚恐，因为我有好多东西要去学习，可临床医疗工作要求我们青年医生要值班。临床菜鸟最担心的就是值班和在急诊室工作。开始，我们和老大夫一起值班，后来时间长了，老大夫看我们也能顶些事了，就比较放手。特别是夜里，我们是一线值班，老大夫是二线。老大夫是不希望我们在夜里打扰他睡觉的。但是，我们新手遇到难以解决的问题时，真的不知所措，又不能让病人看出来我们不懂，有时就非常紧张。因为你永远不知道下一刻会来什么样的病人，是什么样的问题，我们到底能否应对。记得有一次我单独值急诊夜班，来了一个肩关节外伤的病人，病人由家属陪着，一进急诊室就让我赶紧给看，说病人的肩关节受了伤。我看了病人，考虑是肩关节脱位。

理论上说，这样的病人应该有脱位的征象——方肩，就是肩关节原来正常的外形消失，出现肩胛骨脱位造成的直角样改变，看上去是方形的，临床上称为"方肩"。但是，由于这个病人比较胖，胳膊很粗，上面都是脂肪，典型的"方肩"外形并不明显。我该怎么办？用手检查，病人一直说疼，碰哪儿就说哪儿疼，根本无法检查！我想到了叫二线（就是值二线班的老大夫，有我们处理不了的事情可以叫二线过来帮我们诊断），可二线刚解决完一个病人的问题走了，时间也已经是凌晨1点了，人家刚睡下，我去叫人家，又要被人骂了。其实，我知道，如果是肩关节脱位，我可以直接复位，我也记得老师教给我的肩关节复位的手法。"要不我直接给他复位？"我对自己说。但是，仔细一想，还是让他拍个片子更好。一是有了证据，二是我也抽空赶紧把《外科学》教科书拿出来仔细看看，是否符合肩关节脱位的表现。

病人去放射科拍片子，我赶紧拿出教科书，仔细地阅读相关知识。外科医生就是在干中学、学中干，就是这样磨炼出来的。病人去拍X线片，为我赢得了时间。等病人拿着洗好的X线片子给我看时，我心里"咯噔"一下。这个病人并不是肩关节脱位，是肱骨上端骨折！这是什么概念呢？如果我不给病人拍片子，就诊断肩关节脱位，并施以复位，极有可能把病人的骨折端拉开，加重病人骨折的移位！谢天谢地，我还算聪明，给病人拍了 X 线片！

确诊骨折，就可以名正言顺地让护士打电话叫骨科来处理了。有时候，遇到这样的问题，我不知所措的时候，就打电话回家问我哥哥，遇到泌尿科的问题，就问我爸爸，内科的问题问我妈妈。他们是我的坚强后盾。我一人值班，我们全家听班，这人脉谁人能比？

值急诊外科班最揪心的是夏天。天气太热，大家都睡不着，我们当住院医师那会儿，国家经济刚刚复苏，地摊儿经济十分发达。夏天到处都有小吃摊儿，老北京的年轻人，喜欢在夏天走进街边的小餐馆，男孩子光着膀子，三五成群地一起喝啤酒聊天。年轻人火气大，又是不知天高地厚的年龄，加上酒精的作用，争强好斗，容易相互发生口角，然后就大动干戈。夏天外科急诊大都是打架造成的头皮外伤，一旦纷争开启，酒瓶横飞，直到打得落花流水，然后就到医院集结。我们都知道，这时候病人往往都是醉酒，满嘴酒气，语无伦次，头破血流，把急诊室搞得一片狼藉。我们最怕这种情况。因此，每当此时，女性外科医生是很少安排值夜班的。

记得那是七月的一天，当晚有足球国际比赛。北京队输球了。球迷们很愤怒，相互找茬儿，就在我们医院急诊的门口打了起来。旁边的人报了警。一会儿，受伤的小伙儿三五成群来到急诊室。我正好值班，一边让他们去挂号，一边给他们诊断伤情。只见小伙子头皮被玻璃瓶砸开了一个大口子，鲜血直流，用手绢捂着，小伙子一身酒气，一看就喝了不少。我让他躺在诊床上，小伙子一直在骂骂咧咧，根本不能安静下来。"你帮我握住他，否则我没法给他缝针。他移动，针会折断，就麻烦大了！"我交代给他的同伴儿。"好好，我帮您按住他！"他的同伴儿说。我在急诊室的一片喧嚣之中，顶住患者满嘴酒气的困扰，一针一针吃力地缝合他头皮的裂伤。眼看就差一针了，终于快结束了，就在此时，和病人打架的另一方的受伤者也来了。他们一共五个人，两个人受了伤。冲进我的手术间，一眼看到躺在手术床上的病人，认出了就是刚才和他们打架的家伙！顿时，仇人相见分外眼红！哥几个又在我的诊室里大打出手！我一见形势不妙，赶紧跳窗！来急诊之前，师兄们就有交代，"告诉你师弟，急诊室什么情况都有可能发生，咱们医院的急诊外科我们经常遇到紧急情况。那个窗户永远是开的！切记！一旦遇到打架的，先不要急于处理，一定要察言观色，遇到紧急情况就从这个窗户跳出去。外面是草地，没事的。很安全！"今天我真的遇上了！幸亏师兄有先见之明，我有备而来，有备而去！只等到警察叔叔来了，把两边都控制住，护士给我们打电话，我们才回诊室，那时候就真的安全了。时代不同了，我们值急诊班遇到的情况，现在的外科医生无法想象。

他们真的很幸福，现在的法治环境、广大群众的文化修养、职业环境都有很大改观，再也不会有病人在急诊室大打出手，也不会看见急诊外科医生仓皇出逃的情景了。

2.

小李飞刀

在人体解剖学出现之前，盖伦的医学思想，包括解剖学的学术理论，是不容置疑的。他的学说在 2—16 世纪被信奉为圭臬，是不可逾越的。直到几百年后解剖学家维萨里的出现，开始挑战盖伦的学术体系，并修订解剖学概念中的谬误。维萨里的工作为人类解剖学的广泛研究铺平了道路，特别是对人体血液循环有了更全面的理解。维萨里以大无畏的精神违反当时教会的禁令，向盖伦的理论提出挑战，但是他本人的结局却十分悲惨。除了维萨里，对外科学发展做出杰出贡献的另一位医学大家是威廉·哈维（William Harvey，1578—1657年）。1628 年，哈维发现了血液循环的规律，奠定了近代生理科学发展的基础。他发现了血液循环和心脏的功能，证明心脏起着泵的作用，迫使血液沿着动脉通过静脉回流，形成一个闭合的循环。哈

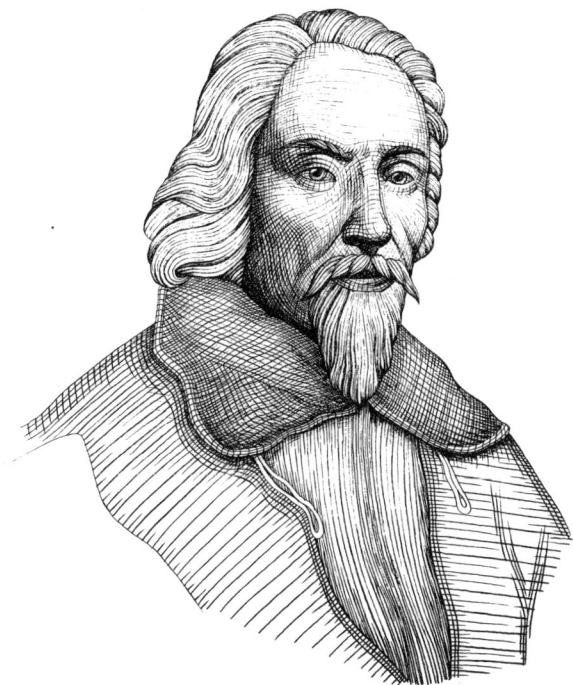

威廉·哈维

（William Harvey，1578—1657 年）

维的贡献是划时代的，他的工作标志着新的生命科
学的开始，属于发端于 16 世纪的科学革命的一个
重要组成部分。虽然哈维不是外科医生，但他的研
究对外科学的发展产生了巨大的影响，尤其是其与
解剖学和外科手术的关系。1628 年，哈维公开发

表《心血运动论》一书。

但是，外科学的发展事实上受到四个关键要素的影响，包括解剖学知识、出血控制、疼痛控制和感染控制。在这些关键问题没有解决以前，外科技术本身很难得到发展。尽管解剖学和出血控制两个要素在 16 世纪开始得到解决，但是外科手术的范围还仅限于身体外部表浅的组织和器官，而且疼痛和感染仍然是困扰外科医生的重要难题。在随后的 300 年里，情况几乎没有得到进一步的改善。17 世纪，随着熟练的外科 - 解剖学家（surgeon-anatomist）的出现，解剖学和外科之间的联系加强，开启了外科 - 解剖学家的时代。北美和欧洲涌现出一大批外科 - 解剖学家，极大地促进了外科学的发展。这种外科和解剖学的有机结合，使外科手术在技术层面的解剖学困惑得到很大程度的解决。但是，直到 19 世纪早期，困扰外科学发展的麻醉和消毒以及良好的止血技术尚未出现，对于那些必须进行手术的病人，外科手术仍然是令人恐惧和残忍的。此时，对于那些不得不接受外科手术的病人，外科医生最应该考虑的是如何尽可能减轻手术带给病人的难以忍受的痛苦。唯一的解决方法就是尽快结束手术，换句话说，就是用最快的速度，在最短的时间内完成手术。可想而知，在那个年代，外科医生的手术速度，是他们的核心竞争力。如何对准备实施的手术部位快速精准地进行手术操作，就是外科技术的关键。当然，在没有麻醉的时代，不得不接受手术的病人，也是需要勇气和胆量的。

在医学技术飞速发展的今天，一台截肢手术平均需要1~2小时，而在两百多年以前，拿破仑的军医多米尼克·让·拉尔雷（Dominique Jean Larrey，1766—1842年）仅仅花2分钟就可以完成一台截肢手术。然而，多米尼克创造的纪录不止这一个，除了以速度取胜外，他还以量取胜。在博罗金诺战役后的24小时内，多米尼克完成了200余次截肢手术！其他外科医生也不甘示弱，俄国外科医生皮罗果夫曾3分钟锯断大腿，半分钟切去乳房。在这些外科医生之中，一位名叫罗伯特·李斯顿（Robert Liston，1794—1847年）的外科医生广为人知——他正是那场著名的死亡率300%的手术的主刀医生。对，你没看错，是300%！

19世纪初还没有正规的手术室，手术通常在患者家里或者一个大的类似剧场的地方做。手术台位于中央，周围围一圈椅子，像不像我们看演出的剧场？所谓的手术台其实就是一张大木桌子，把患者往上一抬，用绳子绑好，观众坐好，医生开始"演出"。可想而知，那种环境，细菌随意滋生。这天，李斯顿接诊了一位需要截肢的病人，计划在"剧场"给他做手术。患者已经被绑好，手术要开始了，李斯顿

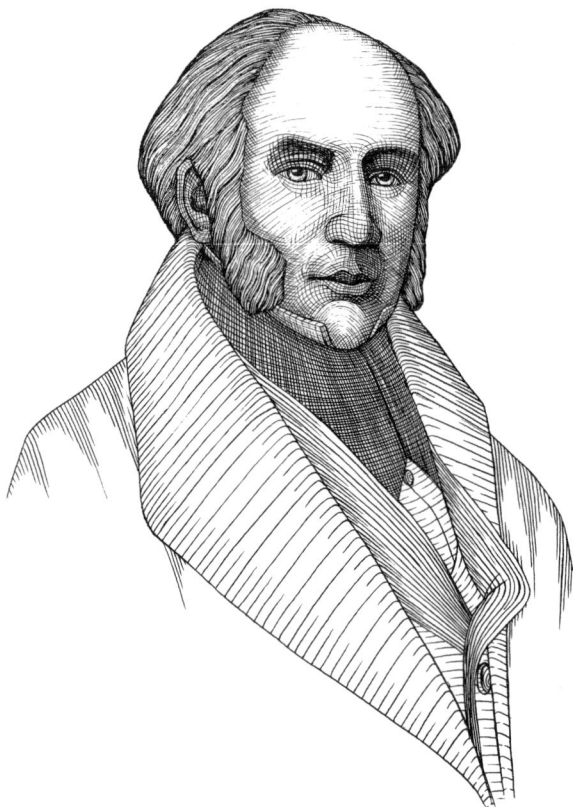

———

罗伯特·李斯顿

（Robert Liston，1794—1847 年）

医生对着参观者喊道："给我计时，先生们，给我
计时！"手术开始，李斯顿本想切下病人的腿，却
因动作太快没有收住而不小心切下了助理的手指。

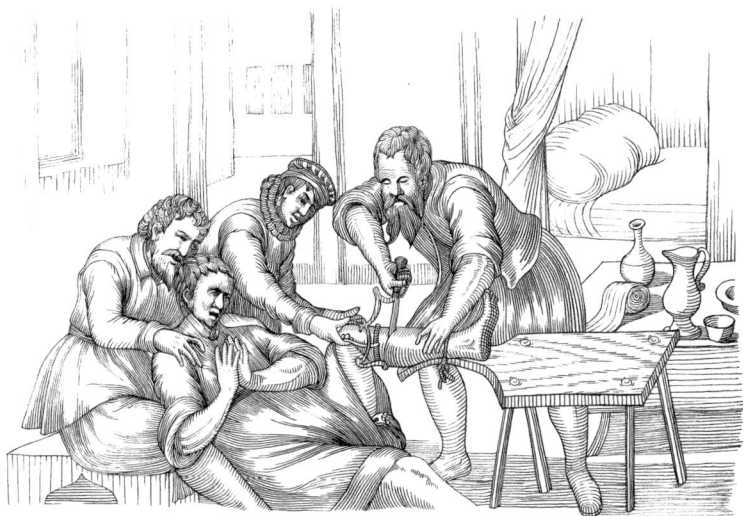

外科史上死亡率 300% 的手术

在手术过程中，挥舞的手术刀又划到了一个围观者的外套，结果这个围观者因为被吓到，心脏病突发而死亡。手术结束后，病人和助理均因伤口感染而相继去世。一场手术最终导致 3 人死亡，创造了外科历史上首例，也是唯一一例死亡率 300% 的手术。

李斯顿 1794 年出生于苏格兰一个富裕的家庭，家庭条件优渥，使他能够接受良好的教育。李斯顿 14 岁便进入爱丁堡大学学习，18 岁担任皇家外科助理，24 岁被爱丁堡外科医学院聘为教员，为学生讲授解剖学和外科学，他也是当时爱丁堡皇家外科医师学会最年轻的成员。但是，由于性格直率，得罪了皇家医院管理层，他被解雇了。没了工作的李斯顿自己开了个诊所，经常上门为病人做手术，人手不够就让病人家属当助手。高超的医术以及从不将贫困的病人拒之门外的做法使李斯顿声名鹊起。当时的医疗界，每个外科医生都是根据自己的习惯进行手术，以致一些存活的病人术后会发生各种各样的并发症。李斯顿经过长期的经验总结，给截肢手术制定了一套综合效果最好且简便的操作流程，相当于对当时截肢手术的手术流程及标准进行了规范，这对外科手术的发展具有重要意义。不仅如此，他还拥有一些在当时看来无法理解的治疗理念。那时还没有微生物和消毒的概念，但李斯顿已经意识到保持"清洁"的重要性。他批判性地指出："医院里那些乱七八糟的敷料和花里胡哨的操作才是造成化脓感染的元凶。"他强调手术中使用的纱布需要仔细清洗，并要求在手术前给患者刮净体毛，这个步骤如今是常规的术前准备，专业上称之为"备皮"。

19世纪末到20世纪早期的几十年间，外科学因为麻醉技术和无菌术的出现而发生了很大的变化，外科医生们可以在麻醉下进行更加精准的手术操作，伤口感染的概率也大大降低。就是在这个时期，一批具有外科技能，又掌握临床病理知识的外科 - 病理学家（surgeon-pathologist）出现了。

与外科 - 解剖学家的概念相似，外科 - 病理学家包括伦敦的詹姆斯·佩吉特（James Paget，1814—1899 年）和著名的西奥多·比尔罗特（Theodor Billroth，1829—1894 年）。后者是我们普通外科医生人人皆知的比尔罗特医生，因为我们通常治疗胃溃疡的毕Ⅰ式胃大部切除术（Billroth type Ⅰ subtotal gastrectomy）和毕Ⅱ式胃大部切除术（Billroth type Ⅱ subtotal gastrectomy）就是用他的名字命名的。

1895 年，芝加哥拉什医学院的病理学和外科教授尼古拉斯·森（Nicholas Senn，1844—1908 年）建议在外科在术中使用冰冻切片机作为辅助诊断。为什么要使用冰冻切片机呢？这里做个说明。在进行外科手术前，我们通常会对肿瘤的良、恶性进行甄别。有了术前的明确诊断，我们就会根据临床的术前诊断选择手术方式。但是，有些肿瘤是介于良、恶性之间的，或者说通过术前的各种检查手段，难以确定肿瘤的性质。有时尽管实施手术，也仍然无法判断肿瘤是良性还是恶性，此时就需要对肿瘤进行术中的甄别，我们往往会借助术中将切除的肿瘤进行快速病理诊断所得出的结果，选择正确的手术方式。举个例子，面对一个乳腺肿瘤，如果我们判断这个肿瘤是良性的，就要给病人最大限度地保留乳腺；如果是恶性的，就要做根治手术，还要同时进行区域淋巴结清扫。因此，术中取材做冰冻切片，快速进行病理诊断至关重要。通常的病理切片需要一个制作过程，往往要 5~7 天才能得到病理诊断结果。但是，术中等不了这么久，因此需要有一种快速甄别良、恶性肿瘤的方法，帮助医生在术中决定切除范围，最大限度地保留病人脏器的功能。然而，早期的切片采用的是原始的装置，冷冻导致细胞形态出现不可接受的扭曲。随着更复杂的组织硬化方法的发展，尤其是约翰·霍普金斯医院的妇科医生托马斯·卡伦（Thomas Cullen，1868—1953 年）设计的冰冻切片系统，这种情况得到了改善。

从外科的发展史中我们可以看出，外科学的发展最先得益于解剖学的进步，即"外科 - 解剖学家"的出现，外科医生的前辈们往往是外科医生兼解剖学家。随着科学技术的进步，外科学又与病理学发生关联，外科医生对病理解剖学的认识，让外科医生逐渐成为"外科 - 病理学家"。第一次世界大战结束时（1918 年），腹部、颅内、关节和胸部手术均得到了快速的发展。外科医生在整洁的手术室穿戴手术装备，包括帽子、口罩、无菌手术衣，一切都显得井井有条，严谨规范。此后，外科医生为了研究新的术式、新的手术方法，建立了实验外科学，为外科学的发展奠定了科学的基础。这种外科学的整体发展，使外科医生摆脱了先前行走江湖、子承父业的"游医"那种带有巫术色彩的街头匠人的生存方式，逐渐在医学科学领域占有重要的地位。

第四章

带血的玫瑰

"任何出血最终都会停止。"

——*Guy de Chauliac*

刀尖上的舞者

在外科学的发展历程中，如何止血是外科学发展时遇到的最重要的问题。我们在医学院学习外科学专业的时候，也有四门功课——切开、止血、结扎、缝合，这是外科医生的必修课。对外科医生来说，止血是最重要的。一旦我们在手术中遇到大出血，手术的医生就会立即心跳加速，因为这时候如果不能很好地控制出血，病人的生命很可能就此结束。这将是无可挽回的，也将是一个外科医生一生的耻辱。因此，无论多有经验的外科医生，遇到这种情况都是刻骨铭心，终生难忘。外科医生就是在这种血与火的考验中成长起来的！

那年，我已经晋升为副主任医师，在医院里也算是个有些经验的外科医生了，意味着可以到全院任何一个科室会诊解决他们遇到的外科问题。这天下午，眼看要下班了，手术室给外科病房打来电话，请我们去急会诊！我是二线值班，便让住院总医师（简称"住院总"）先去手术室看一下，然后告诉我是什么情况。住院总是个博士生，当了住院总自然手术机会多了许多，正值事业的蓬勃发展期，上了不少手术，感觉自己提高了很多，正准备大干一场，显示下自己的手术技能。我们的手术室会诊，通常是妇科肿瘤或者泌尿科室切除肿瘤时遇到肿瘤和肠管粘连，简单处理就可以了。住院总以为是这样的问题，非常积极地奔向手术室。过了半个小时，我想他该给我个电话，没想到，他并没有和我联系。又过了十五分钟，住院总来电话了："顾老师，您过来吧。骨科的手术，做椎间盘切除，手术结束了。但是病人还没有出手术室，血压就往下掉！他们仔细检查了手术的视野，没有看到任何出血。可能是腹腔有问题。您过来看下，我处理不了了。"我感觉到，问题不是那么简单。病人血压下降，肯定有出血的地方。在哪儿出血呢？病人是俯卧位做的骨科手术，让我们外科会诊，说可能是腹腔有问题。我觉得问题有点蹊跷！

我赶到手术室，病人已经平躺在手术台上了。为什么请求外科会诊呢？因为大家发现，骨科手术结束了，病人的血压一直往下跌，而且感觉病人的肚子好像有点鼓！因此，怀疑是腹部出了什么问题。对于这样的复杂问题，我也觉得有点棘手。马上开腹进去手术探查也是要有适应证的，但是我们要分析是什么原因啊！明明是骨科手术，肯定是与骨科相关，我们的腹部都是肠管，不应该有出血啊！除非出现了"应激性溃疡"，就是因为大手术、创伤等刺激，引发了胃内应激状态出现的大出血！但是，病人的胃管里面并没有吸出血性液体。我还在思考，麻醉师催促我说："你们要快啊！病人的腹腔肯定有问题，血压不稳，要尽快止血啊！"我觉得事关重大，要请示外科主任了。我给主任打电话，主任说："骨科手术，应该是他们的问题啊！既然肚子鼓起来，我们进去也是要有适应证的，你先开进去吧。我马上到！"有了上级医生的意见，我就决定立刻手术探查腹腔。术前，我又问了骨科老师："你们骨科操作肯定没有问题吧？""我们这儿检查了多次，都没有发现出血啊！"骨科老师回答。

"好吧，我们探查腹腔。"我说。于是，我和住院总医师刷手进了手术间，开始了手术探查。时间一分一秒地过去，麻醉师一再提醒我们，病人的血压不好，已经输了三个单位（1 200毫升）的全血了。我们进入腹腔以后惊奇地发现，肠管、胃以及肝脏等常见出血的地方都没有出血迹象，游离腹腔没有任何活动性出血！病情发展得更加扑朔迷离。但是，我发现病人后腹膜组织显著地隆起，而且隆起的面积非常大，我看到隆起的后腹膜下呈现暗紫色的丘陵一样的大片瘀斑！我感觉，这个病人是后腹膜的大血管破裂出血。这样问题就严重了，我们要找到是哪根后腹膜的血管破裂出血。由于病情的复杂性，加上病人的血压低，情况危急，我也不敢贸然行动。等我们的外科主任上来，在他的指导下，我轻轻打开肿胀的后腹膜，一刀切开，就立刻有渗血涌出。我和主任立刻压迫止血！经过术中的分析，我们认为很可能是骨科固定脊柱的钢针穿破了腹主动脉！腹主动脉是全身最粗的动脉，通常它的动脉壁很厚，是不会发生破裂的。为什么此时会出现这种情况呢？如果是腹主动脉破裂，我们就要请血管外科的医生上手术了！

外科专业的分工是非常明确的，我们的医院有普通外科、看肾病的泌尿外科、看神经疾病的神经外科、骨科和专门看血管的血管外科。我们的普通外科主要是负责腹腔的疾病，加上乳腺、甲状腺的疾病。普通的外周血管疾病我们也可以治，比如下肢静脉曲张等。但是，对于这种腹主动脉的问题，我们不敢轻举妄动。和主任商量过后，我们决定请医院血管外科的医生过来一起上手术。

"腹主动脉的问题！"听到我们的推断，手术室里的人都紧张了起来，特别是麻醉师。"立刻配血！如果是腹主动脉的手术，这些备血肯定不够！"麻醉科主任也冲进了手术室，一时间，手术室上上下下都绷紧了神经。我们那个时代还没有现在那么好的检查手段，腹主动脉的手术是风险极高的手术！还好，血管外科的主任刚好在家。医院立刻派车把血管外科主任接到了手术室。大家看到血管外科主任来了，紧张的气氛有所缓和。大家似乎看到了希望！血管外科主任上手术台后仔细探查，证实了我们的诊断："是钢针穿透了后腹膜，扎进了腹主动脉。"主任经过认真的分离解剖，发现了其中的困难——这个病人有术前不易察觉的腹主动脉瘤，所以他的动脉壁比较脆。骨科医生术前检查时没有发现病人有腹主动脉瘤，打钢针固定脊柱时，钢针过深，扎进了有病变的腹主动脉瘤内。这真是一个罕见的病例。病人后腹膜大出血的原因找到了！血管外科主任给病人做了急诊下腹主动脉人工血管置换术，就是用一段人造血管替换被钢针扎穿的动脉，这个手术成功地挽救了病人的生命！

2.

法国军医帕雷

　　在医学发展史上，西方学者很长一段时间信奉的是盖伦的血液运动理论。盖伦认为肝是人体的生命源泉，是血液活动的中心。带有自然灵气的血液从肝脏出发，将营养物质送到身体的各个部分，并且大部分血液和营养物质一起被吸收。曾经有许多西方学者认为血液过多是导致疾病的原因，将多余的血液放出能使致病物质随之排出体外。于是，他们对病人施行放血疗法，并且认为在不同的位置放血，作用也不同。1799 年，美国首任总统乔治·华盛顿（George Washington，1732—1799 年）因为罹患感冒而引起会厌炎，随后医生给他实施了放血疗法，最终还是不幸离世。当然，现在如果有医生和我们说只需要放血就能治好病，我们肯定会认为他是骗子。

　　人为放血是不可取的，我们可以制止。但是，几乎所有的外科手术都无法避免可能发生的术中出血。现代研究表明，成年人体内血液的重量占自身体重的 7% ~ 8%，当出血量小于 10%（约 400 毫升）时，通常不会有什么症状；当出血量在 10% ~ 20% 时，心率和脉搏会加快，脉搏会变弱，可能会有头晕、无力的症状；当出血量在 20% ~ 30% 时，血压就会下降，病人会感到心慌、四肢发冷，这时已经有一些休克的表现了；当出血量大于自身体重的 30% 时，血压进一步下降，直到血压计测不出来，脉搏变得细微，甚至触摸不到，这个时候病人已经休克，没有意识了。

我国的春秋战国时期（公元前 770—前 221 年）已经有了关于止血的记载。失考的《五十二病方》，是记载医方的著作，约成书于战国时期。1973 年出土于湖南长沙马王堆三号汉墓之帛书，原无书名，整理小组按其目录后题有"凡五十二"字样命名，是我国现存最早的医方著作。书中对止血的描述是用童子尿和酒混合可以止血："酒饮不过再，血立止。"东晋时期（317—420 年）葛洪所著《肘后备急方》，是中国第一部临床急救手册，也是一本中医治疗学专著。《肘后备急方》则提到了烧灼法以及压迫止血："忽乱伤舌下青脉，血出不止，便煞人，方可烧纺铁，以灼此脉令焦""苦酒渍棉塞鼻孔"。魏晋南北朝时期的《刘涓子鬼遗方》记述了避免出血过多而采用烙法火针切开，原理与现在手术中使用的电刀有相似之处。到了元、明时期，压迫和结扎止血就已较为普遍了，只不过这种结扎不是对出血血管进行结扎，而是对整个受伤部位进行结扎。古籍和文学作品中经常提到一个止血良药——金疮药，尤其是在武侠小说中，金疮药是行走江湖的必备神药，受伤以后撒一些金疮药在伤口上便能痊愈。《太平圣惠方》中记载金疮药对斧、剑、枪造成的伤口具有良好的止血和消毒作用。但是在清代以后，这种药几乎消失了，这是因为金疮药中有一味药是龙骨，所谓龙骨，就是我们熟知的甲骨。商代以前没有纸和竹简，所以人们将文字刻在甲骨上，这些甲骨是历史的见证，是珍贵的历史文物。如今，我们有了很多简便有效的止血方式，自然不需要使用甲骨去制作金疮药了。

古代西方的止血方法主要是热油法和灼烧法，将烧开的热油或烧红的烙铁贴在创伤处，灼烧血管使其结痂，从而达到止血的目的。但是对于病人来说，这样的止血方式是非常痛苦的。并且，在用了热油法和灼烧法以后，血确实止住了，但是很多病人会因发高烧、伤口感染、组织坏死等各种原因而相继死亡。灼烧法最早起源于公元 2 世纪的罗马，之后并没有经历过改良，一直沿用至 15—16 世纪，直到帕雷的出现……

安布鲁瓦兹·帕雷（Ambroise Paré，1510—1590 年），

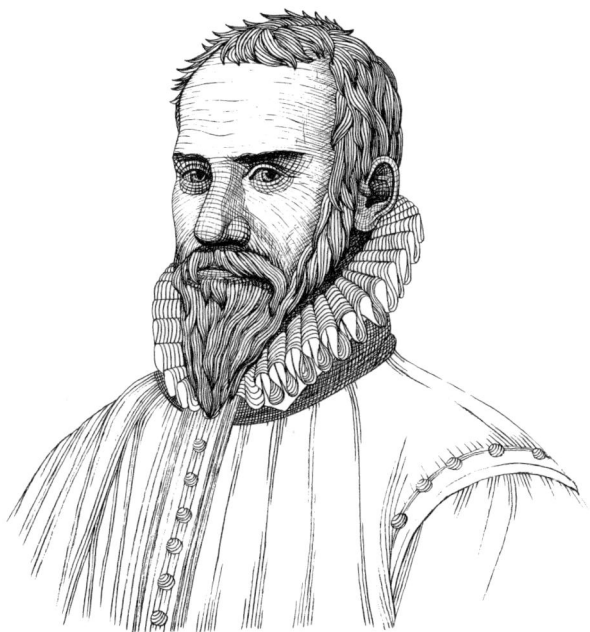

安布鲁瓦兹·帕雷

（Ambroise Paré，1510—1590 年）

1510 年出生于法国西北部拉瓦尔附近的一个乡村，
他的父亲和一个哥哥都是理发师（那个时候的理发
师也是外科医生），这使得帕雷从小就对这一职业
产生了浓厚的兴趣。15 岁时，帕雷在昂格斯的一
个理发师那里开始了学徒生涯。19 岁时，他开始
在巴黎赫特尔 - 迪厄医院著名的理发外科学校（当

时与巴黎大学医学院有关联）学习。1536 年，从学校毕业后，他获得了理发外科大师（master barber-surgeon）的头衔，并应征加入法国军队，帮助救治受伤的士兵。

1536 年法国军队占领都灵期间，身为军医的帕雷在照顾受伤士兵时耗光了用于战时伤口止血（热油烧灼术）的原料油，于是临时制作了一种由蛋黄、玫瑰油和松节油组成的伤口敷料。但是，以前从没人这样做过，帕雷也不知道自己这样对不对。那天晚上，他睡不着觉，担心自己没有用油烧灼受伤士兵的伤口而导致士兵死于火药（当时人们认为火药有毒，而热油灼烧法可以预防火药中毒），忐忑了一晚的帕雷很早就起床去探望那些伤员。出人意料的是，涂了帕雷制作的敷料的伤员几乎没有疼痛，他们的伤口也没有肿胀，晚上休息得相当好。反而是那些使用热油灼烧的伤员，却发烧了。几天后，用他发明的方法包扎伤口的士兵，比用热油烧灼治疗的士兵恢复得更好。因此，帕雷得出结论：火药没有毒性，枪伤不需要烧灼。然而，帕雷没有完全放弃使用热油烧灼术，并继续将其用于截肢时止血。

1539 年，帕雷回到巴黎，结婚生子，并且通过了行医的资格考试。平稳日子没过多久，战争就又爆发了，帕雷再次随军出征。次年，回到巴黎的帕雷将自己在部队中的经验写成了一本书《火绳枪和其他火器伤的治疗方法》。这本书在巴黎医学界引起了强烈反响，因为它代表着理发师 - 外科医生开始尝试提高他们在医学实践中的地位。传统的医生们认为这是由江湖"游医"演变而来的理发师 - 外科医生对高高在上的内科医生们威望和权力的威胁。然而，历史上理发师对解剖学和外科实践的贡献并不弱于传统内科和外科医生，也正是这些早期的理发师 - 外科医生们的不懈努力，最终实现了江湖"游医"到外科医生的蜕变。

那个年代，战争枪伤用热油止血，而截肢手术则多用烧红的烙铁把伤口组织烫焦止血。虽然很残忍，病人也十分疼痛，但这是当时公认的为了保命所必须付出的代价。其实早在盖伦时期，他就提到用缝线结扎血管，从而达到止血的目的。只不过当时盖伦举出的例子都是一些小伤口，没有提到会切断大动脉的手术，比如截肢手术。因而，帕雷学习期间便被告知烧红的烙铁是给截肢创面止血的唯一方法。但是每当帕雷做截肢手术时，看到烧红的烙铁在病人伤口上"嗞"的一声，听着病人的惨叫，他于心不忍，总是忍不住想到盖伦提到的缝线结扎手术。

从提出质疑到尝试需要很大的勇气，因为截肢手术要切断大动脉，比如肱动脉和股深动脉。当这种大动脉被切断时，血液并不是缓缓流出来，而是像高压水枪那样喷出来，一旦不能及时止住，几分钟之内病人就会休克死亡。

帕雷首先在一个额头受伤的士兵身上进行了尝试，结果血止住了。但是当他询问同行的意见时，同行告诉他，这结扎的只是小动脉，和截肢不一样。帕雷反问他们："如果你能用绳子扎住钱袋的开口，你肯定也能用绳子扎住面粉袋的开口吧？"同行思考了一会，的确无法反驳。于是，帕雷决定下一次截肢手术要尝试使用缝线结扎止血。

1552 年，正在部队当军医的帕雷等到了机会。当时，法国和德国正在打仗，法国部队中一个军官不小心被打中了腿，粉碎性骨折，必须截肢。前面我们介绍过当时的截肢手术，一个字——快，只花了几分钟，帕雷就做完了。这时，旁边的助手举着烧红的烙铁走过来，帕雷却摆了摆手，让助手站一边等着。在助手的注视下，帕雷从包里掏出早就准备好的针线，两只手不断摆弄，旁边的助手不知所措，也不知道帕雷在干什么，没等他反应过来，帕雷就已经把截肢断面的主要动脉结扎完毕。助手看着刚截肢的伤口居然不喷血，顿时瞠目结舌，看帕雷没有下一步的动作，下意识地继续把烧红的烙铁递给帕雷。帕雷看了看截肢创面，抹了抹汗，说："收起来吧，我们以后再也不需要这东西了。"这是帕雷第一次用缝线结扎止血，效果可以说是无与伦比。据说后来这个军官装了个木制假肢，退役回到家乡。在家乡，他逢人便说："我真的是太幸运了。我见过那些被烙铁烫得只剩半条命的人，但是帕雷医生没烫我，他只用针线就帮我止住了血。是的，针线！就是你们缝衣服用的针线！"对此，帕雷也没有四处炫耀，他在给朋友的一封信里说："我包扎了伤口，上帝治愈了他。"

结扎术的出现可以说是外科发展的一个里程碑。从那以后，帕雷真的不再用烙铁而是用缝线来止血。并且，为了加快缝线结扎的速度，他设计了一种像乌鸦嘴一样的钳子，这就是现代止血钳的前身。这种钳子的尖端就像一只乌鸦的嘴一样，在手术时看到喷血的地方，就用这种钳子对着喷血的地方夹下去，夹住出血的血管，血就不会再涌出。然后用钳子把血管稍微提起，用缝线结扎住血管，这样就达到了止血的目的。

帕雷和维萨里是一个时代的人，当时维萨里的《人体结构》出版后，帕雷觉得这样一部精细的解剖学书籍对从事外科的人来说是无价之宝。但是《人体结构》是用拉丁文出版的，帕雷知道自己法国的同行很少有人看得懂拉丁文，于是请人把《人体结构》翻译成法文，这样至少自己的法国同行就有机会品读这部划时代的巨著。他的这些努力让理发师 - 外科医生摆脱传统的江湖匠人形象，开始向现代外科转变。因此，许多人将他称作"现代外科之父"。

此后，止血带、新型缝合线等物品不断涌现。但是，手术过程中只靠缝线结扎会拖累手术进程。联想到以前烙铁止血的原理，从 19 世纪 80 年代开始，外科医生开始尝试一些通过电流灼烧的设备。1926 年，哈佛大学外科学教授哈维·库欣（Harvey Williams Cushing，1869—1939 年）试验了一种外科设备，它包含两个独立的电路，一个用于切割组织而不出血，另一个只用于凝固止血。这个设备就是电刀，是由物理学家威廉·波维（William T. Bovie，1882—1958 年）设计的。电刀可以通过电流与机体接触时对组织进行加热，达到切割以及凝固止血的目的，因此成了一种具有开创性前景的工具。直至今天，它仍然是外科医生使用的医疗器械中的基本工具。

第五章

神奇的销魂术

"每一个挑战中都蕴含着创新的机会。我们不应害怕失败，而应将其视为进步的垫脚石。"

——*Joseph Lister*

1.

我是老北京

许多人并不了解，在麻醉技术出现以前，外科手术是多么令人恐惧和残酷。在没有麻醉的情况下，我们用刀去切割身体的任何一个部位都是疼痛难忍的。外科医生为了尽快完成手术，不可能拖延太长的时间。即使是有了麻醉的今天，我们的手术也会让普通病人感到恐惧。有时候，我们在手术开始前会遇到一些病人，躺在手术台上临时反悔，坚决不做手术了。还有的病人，躺在手术台上，心率加快，血压升高，以致无法控制。因此，麻醉师会想尽各种办法安慰病人。

记得我刚参加工作的时候，要轮转麻醉科，老师会告诉我，病人有时候会非常紧张，我们一定要做好病人的思想工作，想方设法让病人放松，甚至可以讲个笑话什么的。最让我记忆犹新的是一个老年男性病人，准备接受下肢的骨科手术。我们作为轮转到麻醉科的医生，首先要到病房去接病人。病人的病房离手术室有点远，在另外一栋楼里，我们护送病人，上下换乘好几趟电梯，穿过医院的走廊，最后来到手术室。病人是老北京，真正的北京爷们儿是要"面儿（面子）"的。他表面上一副满不在乎的样子，其实我知道他内心很紧张。到了手术室，我们又拐了几个弯儿，来到手术间。我们把病人挪到手术台上。我看到病人的手在颤抖，但是表面上还保持着那种矜持！麻醉开始了，我们准备给病人做的是"腰麻"，就是往脊髓里打麻药，是局部麻醉的一种，病人是清醒的。我们打好了麻药，我让病人躺好。我开始用一个小的针头在病人腿上轻轻地扎他，看他是否有感觉。病人此时非常紧张，他生怕我们的麻药给得不够，手术时会疼！

"老 H，我扎您的哪条腿您知道吗？"我问他。如果他没有感觉，他一般会说"没有感觉"，或者说"左腿疼"等。可是让我大吃一惊的是，病人回答我："大夫，你扎的是我西边那条腿！"我们旁边的所有医生护士都震惊了！一定是病人太紧张了，怎么腿都分了东西了？说实在的，我们的手术室大都没有窗户，医生护士自己进了手术室都分不清东西南北。这老哥是神人啊！为了安慰病人，舒缓他的紧张的情绪，我和他开玩笑："老 H 啊，您可真行啊。我在这个医院工作好多年了，每天在这个手术室工作，进了手术间我都分不清东南西北。您才住院几天啊，今天又东拐西拐地走了那么多走廊电梯，您居然能在我们这个没有窗户的手术里分出东南西北，请问您是怎么做到的？"手术室里的医生护士都笑了，病人也被我的问话逗乐了。"再说了，我知道您是老北京，北京大爷！老北京的腿不是左右之分吗？"大家又是一片笑声，病人更是开心地笑了。这样一来，紧张的情绪得以缓解。

当然，有时候，在麻醉效果不好的时候，手术的病人是会感觉到很疼的。比如，我们做乳腺炎脓肿切开引流的时候，通常是使用麻醉药的，但是换药时是不使用麻醉药的，病人会有痛感。我做医师实习麻醉的时候是三十多年前，那时候，许多人对麻醉药的使用是有顾虑的，担心麻醉药有副作用，会对脑子有损伤，主动要求我们不用麻醉。这样，病人换药时会痛，甚至是哭嚎。我们一边安慰病人，一边尽快操作，尽量让病人少受痛苦。

2.

华佗与麻沸散

今天，外科医生要完成一台手术，首先要让病人进入手术室，平躺在手术台上。通常的手术台并不是宽敞的病床，而是手术专用床，几乎每一个关节都是可以动的。为了手术的需要，外科医生要根据不同的手术部位，选择病人的体位。例如，我们要给病人的盆腔或者腹腔手术，通常是让病人平躺在手术台上；如果我们给病人的脊柱或者后背部分手术，就可能让病人俯卧在手术台上。摆好体位以后，就是麻醉医师给病人实施麻醉。正是因为有了麻醉，外科医生才能从容不迫、细致入微地进行手术。

现代外科的快速发展，极大地得益于麻醉技术的问世。事实上，麻醉技术对于中国人而言并不陌生。公元前三百多年，就有中医对患者进行麻醉的文献记载，医生使用加入某种药物后制作的

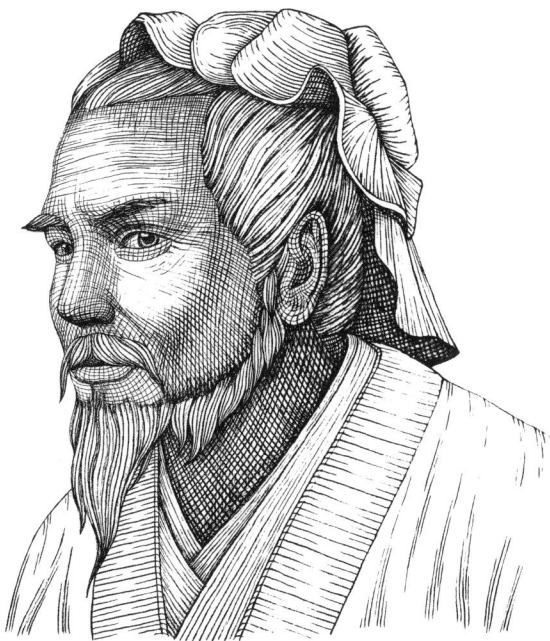

华佗

（约 145—208 年）

"毒酒"，"迷死三日，剖胸探心"（《列子·汤问》）。在我国中医传承中，有关麻醉最著名的就是名医华佗所用的大名鼎鼎的"麻沸散"，然而其药方现已经失传，无从考证。

华佗（约 145—208 年），东汉末年著名的医学家，也是我国早期的外科医生。东汉末年，战乱不断，很多受伤的士兵或者百姓来找华佗看病。

在给病人诊治的过程中，有很多问题如外伤等，无法通过针灸、汤药等手段解决，这个时候就需要通过手术的方式进行治疗。华佗冲破《孝经》中"身体发肤，受之父母，不敢毁伤"的束缚，为这些病人实施手术。而在手术的过程中，病人的疼痛往往难以控制，华佗就一直在思考，如何让手术没有痛苦或者用什么方法去减少手术带来的疼痛？一次，几个人抬着一个受伤的壮汉来找华佗，这个壮汉昏迷不醒，伤口血肉模糊。在给壮汉手术过程中，华佗发现壮汉并没有因为手术的操作而疼痛得无法忍受，也没有进行任何挣扎，这让华佗感到十分惊奇。壮汉清醒以后询问才了解到，他是喝醉了酒导致的外伤。对华佗来说，这个案例值得深思。但是由于每个人的酒量有很大差别，并且醉后的时间不稳定，华佗希望能够找到可以使人陷入昏睡且药效稳定的药物。

一天，华佗遇到一个奇怪的病例。一个小孩口吐白沫，陷入昏睡一动不动，但是华佗摸了摸他的脉搏，探了探他的呼吸，都没有发现什么异常。这时，小孩家长拿出一株花，说小孩是因为误食了这种花才变成这样的。华佗一看是洋金花，便给小孩开了些清凉解毒的药。这时，华佗突然灵光一现，区区几朵洋金花便可以让人陷入昏睡，而且时间还比较稳定，说不定可以制成药剂用在做手术的病人身上。经过不断地尝试，对比不同的药物，华佗最终发明了麻沸散，比西方使用乙醚作为全身麻醉药早了一千六百余年。关于麻沸散最早的记录见于《三国志·华佗传》："若病结积在内，针药所不触及，当须刳割者，便饮其麻沸散，须臾便如醉死无所知，因破取。病若在肠中，便断肠湔洗，缝腹膏摩，四五日差，不痛，人亦不自寤，一月之间，即平复矣。"

因为华佗医术高明，曹操召他为自己看病，经华佗针灸后，曹操的头风有所好转。于是，每次曹操头痛时都会请华佗前来诊治。后来，曹操头痛发作得越来越频繁，便想将华佗留在身边，专门为自己看病。华佗虽不愿却也无可奈何。一段时间后，华佗称离家太久希望回家看望自己的妻子，曹操也同意了。华佗到家之后便告诉曹操自己的妻子生病了，多次请求延长假期。曹操多次写信催促华佗回到他身边，华佗每次都以妻子疾病未愈推辞。多次催促无果，曹操便让当地官员去华佗家查看。当地官员发现华佗的妻子并未生病，上报曹操后，曹操大发雷霆，下令将华佗押送回去。临终前，华佗将毕生所著医书《青囊书》交予狱吏，但狱吏不敢接受，华佗无奈便将医书焚毁。因此，麻沸散的成分存在很多争议。相传麻沸散有两种组方：一种是羊踯躅三钱，茉莉花根一钱，当归三两，菖蒲三分（《华佗神方》）；另一种是洋金花一斤，生草乌、香白芷、当归、川芎各四钱，天南星一钱（日本医家华冈青洲所收之经验方）。目前临床上中医麻醉所使用的主要是洋金花的提取物。

华佗医术高超，为中医的发展做出了不可磨灭的贡献，也受到了人们的尊重与敬仰，因此后世常称医术精湛的医生"华佗再世"。

3.

现代麻醉学问世

现代麻醉学的第一项重大发现离不开三位非凡的人物：来自哈特福德的富有创造力的研究员霍勒斯·威尔斯（Horace Wells，1815—1848 年）、波士顿牙医威廉·莫顿（William T.G. Morton，1819—1868 年）和毕业于哈佛大学的化学家、外科医生查尔斯·杰克逊（Charles Jackson，1805—1880 年）。

笑气，学名一氧化二氮（NO_2），是一种无色、有甜味儿的气体。之所以叫笑气，是由于吸入它会使人感到欣快、意识模糊，甚至飘飘欲仙。然而，笑气并不像它的名字一样那么友善，直到今天，仍有许多出于寻欢作乐的目的使用笑气而引发生命危险的案例，它已被我国列为违禁化学品。但是，笑气在麻醉学的发展史中却有着至关重要的作用。早在 19 世纪 20 年代，人们就已经知道一氧化二氮会使人对疼痛不敏感，然而当时笑气几乎只是用于娱乐。1844 年 12 月 10 日，来自康涅狄格州哈特福德的牙医霍勒斯·威尔斯和他的妻子伊丽莎白参加了加德纳·科尔顿在哈特福德联合大厅举行的"笑气吸入影响大型展览"。这场展览中（或者称之为一场巨型派对也不为过），吸食笑气的人个个在舞台上手舞足蹈，快活到不能自已。塞缪尔·库利是哈特福德一家药店的店员，他正坐在威尔斯的身旁，刚刚在台上吸食过笑气。威尔斯注意到他的腿部正在流血，应该是刚才在台上"舞蹈"的时候撞伤了，而库利本人对此毫无知觉，直到一氧化二氮的作用消失，库利才意识到他受伤了。威尔斯一直担心牙科手术过程中的疼痛问题，他立刻意识到一氧化二氮可能对牙科手术有用，因此萌生了在自己身上进行气体实验的想法。

第二天，威尔斯又回到了展厅，向科尔顿借了一大兜笑气，然后和一行人来到了自己的办公室。办公室里的气氛紧张了起来：三位观察员紧紧靠在门口，以防威尔斯因疼痛发狂暴力伤人，准备随时逃跑；约翰·里格斯医生已经准备好帮威尔斯拔牙；科尔顿将笑气放置好以后，也默默退到了门口的位置。几分钟后，威尔斯醒来了，发现原本发炎的智齿处只剩下了空洞，里格斯成功地在他毫无知觉的情况下完成了手术！威尔斯欣喜若狂，称自己感受到的疼痛"还不如被大头针刺了一下"。此后，威尔斯和里格斯多次重复了这样的实验。

威尔斯随后前往波士顿，试图说服专业人士相信一氧化二氮的功效。在波士顿，威尔斯找到了威廉·莫顿——他的前牙科学生和前商业伙伴。莫顿将威尔斯介绍给了几位医生，包括乔治·海沃德（1791—1863 年，哈佛大学外科教授）、约翰·柯林斯·沃伦（1778—1856 年，剑桥大学解剖学和外科教授）和查尔斯·杰克逊。一名医学生自愿成为威尔斯展示在一氧化二氮作用下拔牙的病人，准备进行公开演示手术，一切似乎都按照威尔斯所预想的顺利进行着。然而，手术进行时，意外发生了——学生在拔牙完成后突然哭号了起来。紧接着，全场观摩的学生发出了此起彼伏的嘲笑声，嚷嚷着："骗人的把戏！骗子！"全场最痛苦的人，显然是威尔斯本人。一时间，舆论哗然，多家报纸发布了示威者质疑威尔斯的言论。威尔斯便把手术指南留在莫顿的桌上，悄悄地离开了波士顿。然而，莫顿从这件事上嗅到了不一样的商机。

与此同时，查尔斯·杰克逊医生在化学物质方面的研究名声斐然，莫顿因此向他寻求建议。他意识到将乙醚汽化后，似乎可以用作吸入性麻醉。在动物身上进行了多次试验后，1846 年 9

月 30 日，莫顿第一次尝试在牙科手术中使用乙醚麻醉并取得成功。此后，乙醚作为麻醉药物使用受到了广泛关注，莫顿也声称自己是第一个想到研究麻醉药物的人。

1846 年 10 月 16 日，一位名叫吉尔伯特·阿伯特的油漆工，因脖子的一侧长出一个巨大肿物而来到麻省总医院就诊。在麻省总医院许可下，威廉·莫顿在约翰·柯林斯·沃伦医生的协助与观察下进行了"一次让病人在无痛状态下完成的试验性秘密手术"。为此，莫顿准备好了乙醚。早上十点，部分学生观摩了这一手术。手术开始了，沃伦医生让患者保持坐位。莫顿安装好了麻醉用的仪器——玻璃蒸馏器，上面有两个开口，一个开口连接一根管子。他从蒸馏器一侧的开口中倒入足够的液体化合物覆盖玻璃球的底部，然后将管子塞入患者口中，嘱患者慢慢呼吸。三四分钟后，患者失去意识并陷入了深度睡眠状态。莫顿退后一步，向沃伦医生深鞠一躬，说道："您的病人已就绪，先生。"沃伦医生立刻上前，完成了后续的手术操作。手术顺利完成，患者全程没有发出任何痛苦的声音。沃伦医生冷静地向观众们宣布："先生们，这次可绝不是小小把戏了！"这一天，就是赫赫有名的"乙醚日"，代表了重大的科学发现——麻醉的诞生，现代外科手术由此终于迎来黎

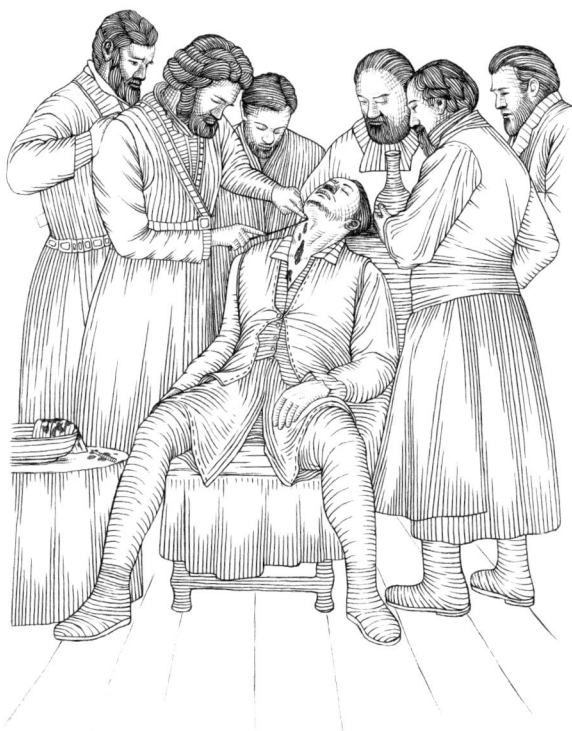

乙醚日

明。"乙醚日"不仅是现代外科手术的开端，也是医学商业化的开端，因为莫顿为这项发现申请了专利。与此同时，有了麻醉技术，更多患者的生命得以被拯救和延续。

在此后的一百多年里，麻醉药物及给药方式不断演变、发展。麻醉药物按照用途可分为全身麻醉药和局部麻醉药，全身麻醉药又可分为静脉麻醉药、吸入麻醉药、阿片类药物（以镇痛作用为主）、肌肉松弛药（降低肌肉紧张度）等。除全身麻醉外，麻醉方式也演变出了更加精细的局部麻醉，包括神经阻滞麻醉、椎管内麻醉等。利用精准的神经阻滞技术，可以使患者在完全清醒的情况下接受肢体、躯干等部位的手术，甚至骨肿瘤手术。相信许多人都看过类似的报道：一位正在接受开颅手术的患者，可以被医生唤醒回答问题，以检验手术操作是否损伤了相关的重要神经。这项神奇的操作离不开完全的镇痛、镇静作用，是麻醉技术飞速发展的最好体现。然而，美中不足的是，虽然麻醉的应用推广十分顺利，麻醉的作用机制研究却仍未完全清楚。

　　总之，麻醉的出现让外科迎来了蓬勃发展的黎明，大大降低了手术死亡率，减轻了患者的痛苦，让外科手术终于不再像"恐怖电影"，也使得外科医生这个职业得到了人们越来越多的尊重。

第六章

要命的感染

"外科是枯枝瘦叶和荆棘中绽放的红花。"

——*Richard Selzer*

凶险的感染

我们知道，外科学的发展因出现了麻醉而发生了根本的改变，外科医生因而可以从容地进行手术。粗暴残忍的外科手术被安静的精细操作所替代，这也自然使得外界对外科学的认识发生了变化，外科手术不再是惨不忍睹和没有人性的代名词。然而，随之而来的问题是术后感染！在接受了精细且成功的外科手术后，几乎所有病人都会发生术后感染。这种感染不仅困扰着外科医生，也制约了外科学的发展。

我做住院医师的时候，遇到过一个胆道感染的病人，令人印象深刻。这是一个内蒙古大草原来的病人，男性，50岁左右。记得他刚来我们医院的时候，我正在普通外科做住院医师。那天我在病房值夜班，急诊室的电话铃响起，我知道又有急诊了。对于外科医生来说，值急诊班的"运气"，每个医生各有不同。有的医生，值一整夜班一个急诊病人都没有，我们说这类医生是天生的"福将"。有的医生，一接班就开始忙，根本睡不了觉，就是"忙命"。我从当住院医师时就是后者——"忙命"，别人值班一宿安睡，我一上班就肯定有事儿！就连护士们都知道，"今晚谁值班外科？""老陈。""太好了。谢天谢地，今晚可以好好休息一下。"如果人家回答，"小顾值班！""完了完了！今天谁都别想好过了！"

这个病人由家属陪着，来到急诊。我看了一下，他面色焦黄，人很消瘦，才五十多岁，走起路来已经摇摇晃晃的。他妻子说："现在他不敢吃饭，见到饭就恶心！而且还每天发热！"

"您过来躺下，我做个体检。"我说。经过体检，我发现他有明显的黄疸！就是皮肤黏膜黄染。病人极度虚弱，在我给他做腹部检查时，发现他的右上腹部根本不让人碰！我的手刚刚触到他的腹壁，他就说疼。这是明显的腹膜炎表现。什么是腹膜炎呢？我们知道，每个人的腹腔内大都是空腔脏器，如胃和肠子。实质器官是肝脏、脾脏和胰脏。这些实质器官主要和消化食物有关。对这个病人的检查让我想到，他患的可能是致命的胆道感染——化脓性胆管炎！我让他尽快去超声科做个超声检查（俗称"B超"），并进行一系列相关的血液生化指标的检测。夜深了，病人的检查结果也出来了。通过他的检查结果，可以明确地给出疾病诊断——就是化脓性胆管炎！这是一种严重的胆道系统感染性疾病，属于胆道系统细菌感染，而且死亡率非常高。如果治疗不及时，手术后的死亡风险是50%！我们知道，肝脏是我们身体的消化器官，它的主要功能是分泌胆汁，胆汁是黄色的。肝脏内有许多管道，来排泻胆汁。

往哪儿排呢？排到消化道内，主要是小肠，这些胆汁负责消化我们吃进去的食物。大家都听说过胆结石吧？我们的肝脏下面有一个梨形的囊袋，叫胆囊。肝脏产生的胆汁先流到胆囊储存，然后通过胆管流到小肠。如果胆囊里长了结石，这个结石堵在胆道里面，胆汁就无法流到小肠里面了。于是，胆汁就"逆流而上"。肝脏也承受不了，因为肝脏有丰富的血管系统，胆汁压力增高，导致部分含有胆红素的液体进入血液。黄色的胆汁进入血液，流遍全身，大家就看到病人的皮肤黄染——就是我们常说的"黄疸"。胆汁逆流，很容易发生感染，于是病人出现了高热，而且表现为腹痛。这就是高度危险的化脓性胆管炎的证据——腹痛、发热、黄疸，临床上叫"沙尔科三联征"。这种病例风险极高，如果不及时手术，患者极为可能沦为深度感染性休克而有生命危险。我尽快把病人收住院。

深夜，我们进行了病例讨论，老医生们都同意我的诊断。但是，这个病人来得太晚了，进了病房就出现了感染性休克表现。大家都为这个病人捏着一把汗！值班的二线老师电话请示了主任，主任家就在医院的宿舍。主任很快赶到病房，大家又一起看了病人。这时，病人已经出现高热、血压不稳、出汗，呼吸也非常局促。血液检查也提示病人有严重的感染性休克。对于这种病人，我们的外科手术就显得特别重要。病人唯一能够生存的机会就是接受外科手术。手术的目的就是引流——恢复胆管的通畅，让局部的感染得到控制。去除病因就是病人唯一的希望。主任看完病人后告诉我，尽快准备手术！我们尽快和病人家属谈话，完成所有的手续。此时，病人的妻子感觉到病情的严重，立刻让病人的弟弟把消息告诉家里人——患者的哥哥和姐姐，请他们立刻赶到北京！

那是一个不眠之夜！尽管我已经习惯了，因为我是著名的"忙命"，我们大家都认命了。手术室的护士来病房接病人，我们和家属谈了病情，家属知道手术的风险非常大，他们和我们一起把病人抬上手术室的转运车。推车缓缓地向手术室走去，一路上，所有人的心情都非常沉重。因为大家都知道这个手术的风险有多大！我和家属们一起护送病人前往手术室。只见病人的妻子一路上紧紧拉着病人扎着输液针的手，一刻也舍不得放松。因为他们都知道，手术一旦不成功，此刻将意味着什么。

楼道的尽头，"手术室"三个大字已经依稀可见，患者的妻子紧握着病人的手迟迟不愿意松开，患者的弟弟也一直将手放在哥哥的脸上。此时的病人已经因为高热显得极度疲劳，但是眼看就要进入手术室的那一刻，他的嘴好像动了几下，像是在说些什么。手术室门口的嘈杂把所有的声音都淹没了。家属再一次和主任说着什么，然后就是含泪和病人告别。此刻，我的内心突然受到了极大的震动！我在想，我们医生的责任。也许，此刻就是病人和家人的生离死别，因为如此高风险的手术，结果难以预料。尽管那个时候，我不是主刀的医生和主任，但是我已经明显地感觉到了肩上的责任！眼前的一家人，把他们的亲人托付给我们，把他的生死交给了我们！这就是医生这个职业的神圣所在，这种神圣是不可替代的！

进入手术室后，病人的情况开始进一步恶化，血压下降、四肢发冷，进入感染性休克的状态。主任带领我们以最快的速度进入病人的腹腔，我们发现，病人的胆管已经扩张到2厘米（通常胆管最粗不超过1厘米）！当主任用手术刀切开胆管的那一刻，白色的脓汁汹涌而出，这说明病人胆管内的压力是非常大的。我们进行了成功的胆道引流，手术即将结束。但是，病人的情况仍然不见好转！回到病房，焦急的家属看到了病人，悬着的心似乎放下了许多。至少，我们的病人是安全地下了手术台！病人的状态一直不好，家属开始有些急躁！我和病人家属交代，这个病人的感染太严重，我们已经给了最好的抗生素。以后的几天，病人情况仍然不见好转，尽管他已经清醒，但是胆管堵塞时间过长，导致大量细菌的毒素被吸收。后来我了解到，病人是普通工人，好几年前就诊断出胆结石。由于工作的原因，不愿意去看病，因为怕看病花钱。家里有三个孩子，也不舍得看病。直到这次，胆结石卡在胆总管，出现严重的化脓性胆管炎！

病人的情况每况愈下，出现了不可逆的趋势，生命垂危。病人的妻子告知其他家属，把三个孩子从内蒙古接到了病房。这是一个悲伤的时刻，床上生命垂危的父亲，要和自己的三个孩子做最后的告别。三个孩子一字排开，最大的也就十多岁，最小的也就六岁多。只见病人用颤抖的手，抚摸着孩子们的头，一边摇头，一边无力地说着什么，病人的妻子在一旁掩面痛哭。医生和护士小姐姐不忍心看这一幕，一起离开了病房。这个生死离别的时刻，让我们所有的人无法面对，但是，事实就是如此残酷——一个胆道感染的病人，即使是在20世纪，仍然会失去宝贵的生命。

外科的感染控制

约瑟夫·李斯特（Joseph Lister，1827—1912
年），1827年出生在伦敦一个富裕的家庭。1852
年，25岁的李斯特获得了医学学位。不久后，他
搬到了爱丁堡，在那里，他成为爱丁堡大学外科教
授詹姆斯·赛姆（James Syme）的助手并与赛姆的
女儿艾格尼斯结婚。在岳父的敦促下，李斯特申请
了格拉斯哥大学外科教授的职位。他在那里度过了
9年，这也是李斯特外科医生职业生涯中最重要的
时期。李斯特在他的外科实践中发现，手术的感染
似乎与环境的"清洁"相关。他仔细地回顾分析了
自己经历的手术过程中发生感染的原因。在这些他
经历过的手术过程及相继出现的感染案例中，李斯
特意识到，手术过程保持"清洁"似乎能够减少病
人感染。

法国化学家路易·巴斯德（Louis Pasteur，

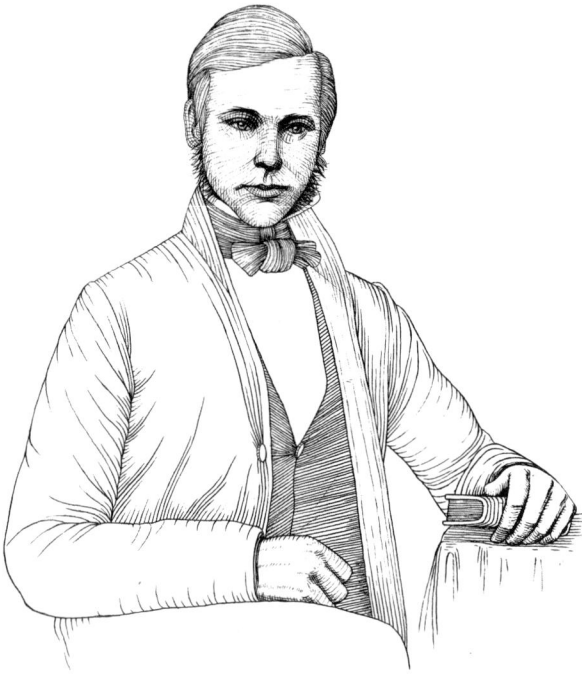

约瑟夫·李斯特

（Joseph Lister，1827—1912 年）

1822—1895 年）研究发酵过程，证明了发酵是由微生物的生长引起的，也证明了空气中的微生物会导致食物腐败。为了消灭这些微生物，巴斯德创造了巴氏消毒法，至今仍应用于牛奶的灭菌消毒。1865年春，一位同事向李斯特讲述了巴斯德对发酵和腐烂的研究。恰好李斯特的父亲是现代显微镜的发明人之一，李斯特有能力去验证巴斯德关于微生物的研究。心动不如行动，李斯特从病人的伤口取材，在显微镜下观察，发现当病人到达医院时，伤口已经充满了细菌。如何杀死这些可恨的细菌？使用巴斯德提出的巴氏消毒法显然是不行的。因为巴氏消毒法是利用高温杀灭细菌，而这肯定不能用在病人身上。因此，李斯特放弃了高温灭菌的方法，转而将目光放在了化学防腐剂上，在试验了氯化锌和亚硫酸盐后，最终决定使用苯酚（俗称"石炭酸"）。1866 年，李斯特将纯石炭酸滴在病人伤口和敷料上，并将其喷洒到手术场所和手术台周围。他提出脓液不是伤口愈合过程中的正常部分，而当时外科医生们对伤口感染的认知还停留在伤口中出现脓液是好事——普遍认为伤口脓液越多越有利于伤口愈合。李斯特继续对防腐溶液的选择、敷料的使用方式进行了多次修改，最终抛弃了石炭酸，转而使用其他杀菌物质。此外，李斯特开发了无菌可吸收缝线。他认为，伤口中发现化脓主要是由受污染的缝合造成的。为了防止这个问题，李斯特设计了一种浸泡过苯酚的可吸收缝线，不再需要把缝线从伤口上取出来，至今仍广泛应用于临床。

1876 年，李斯特前往美国，在费城、波士顿、纽约等地进行学术演讲，主题便是消毒杀菌。但是，在很长一段时间内，李斯特的演讲并没有被美国的外科医生们接受。1886 年，柏林的外科教授恩斯特·冯·伯格曼（Ernst von Bergmann）首次提出"无菌"的概念，他建议将蒸汽灭菌作为根除细菌的理想方法。此后直至第一次世界大战期间，伤口感染的概念已逐渐深入人心。在战场上，身负枪伤的患者常常会发生感染，如不及时治疗，伤口组织就会发生坏死。亨利·达金（Henry Dakin）试图减少这些士兵的伤痛，他与诺贝尔生理学或医学奖获得者亚历克西斯·卡雷尔（Alexis Carrel）合作，创立了一个描述感染的体系，用尺子甚至是往伤口里灌水的方法，详细判断伤口的大小和深浅。他们还对两百多种物质进行了测试，最后发现次氯酸钠是最合适的杀菌剂。可是，传统上使用的次氯酸钠浓度太高，直接往伤口上喷细菌会死，但是伤者也受不了这样的痛苦。于是，他们又开始对次氯酸钠进行稀释，用各种各样的溶液进行尝试。结果发现，4% 的次氯酸钠溶液既能有效杀菌，又不至于伤害病人，这种溶液被称为"达金溶液"。在之后的第二次世界大战中，达金溶液已经被广泛用于伤口的消毒及清洗，拯救了许多伤病人员的生命。一直到今天它还在被广泛使用，我们熟知的 84 消毒液便是次氯酸钠溶液，只不过 84 消毒液中次氯酸钠的浓度略高于达金溶液。

小伤口里大危机

　　我刚毕业的时候，被分配到一个区属的医院，在那里当外科医生。那个时代还没有住院医师规范化培训制度。我们的知识大都来自上级老大夫的经验和自己的看书积累。如果你选择了做医生，那就意味着你这一生必须不断地学习。我们永远有不懂的东西，老师没有教过的东西。临床上我们会遇到各种各样的症状，有时候老师也同样没有遇到过，没有人告诉你应该怎么办。作为一个医生，特别是外科医生，在急诊、病房或者手术台上，永远都会遇到棘手的问题、难题，肯定书上也查不到，老师也不知道。有时候我们要面对的就是一个未知的世界，未知的病患、未知的疾病、不可预料的结果，必须不断地学习，不断地积累，不断地思考，勇敢地面对。外科医生，包括我现在这样的"老医生""老江湖"，都会遇到手术台上的大出血，遇到手术台上的病人突然心搏骤停。年轻的时候，你可以叫老师、叫师父一起来解决，但是到了你是主治医师、副主任医师，独立管病人的时候，你会觉得非常无助。尤其是手术的时候，遇到巨大的风险进退两难的时候，没有人帮你，只有你自己面对，时间不等人，你必须当机立断！麻醉师会时刻提醒你，"病人的血压不稳了，往下掉了！你们必须尽快决断！"每一个外科医生都遇到过这种情况，都会有"叫天天不应"绝望，都会有刻骨铭心的时刻。外科医生就是在这样的环境中成长起来的。

我大学毕业就开始工作，基本上是和带我的老师学习。由于是区属医院，病人不是很多，许多书上说的外科疾病我都没有见过。工作第一年，外科主任让我们单独值夜班，急诊班的时候遇到过一个病人。病人是男性，年纪比较轻，大概三十多岁。他是体力劳动者，室外工作，足部被工地有铁锈的钉子划伤感染。到我们这儿就诊时已经看到足部的感染比较严重，我们一直在处理局部的问题。我作为一个新的外科医生，处理这个伤口还是可以的。但是，经过处理，病人仍发热，我们一直也使用了抗生素，但是病人的症状逐渐加重。和我一起工作的上级医生也没有见过这样的感染，他指示我做个局部感染部位的细菌培养。病人的病情发展很快，我看到他的血化验单体现感染的各项指标很高。我突然想到，这个病人一直在户外施工，会不会是一些特殊感染？记得我实习的时候老师讲过一个破伤风感染的案例。我猛然意识到，这个病人足部感染后是否打过破伤风抗毒素（俗称"破伤风针"）很重要。我们在急诊的时候，老大夫就告诫我们，遇到外伤的病人一定要给他们打破伤风针。这个病人是郊县医院转过来的，我们只顾着处理他的伤口了，没有问他是否打过破伤风针！

我立即和上级大夫汇报，老大夫说，"赶紧问问病人。"这天下午，病人的病情进展，开始四肢抽搐、发抖。大家都非常紧张，如果这样发展下去，病人会有生命危险。这么年轻的病人，来的时候一般状况还是不错的，在我们这儿一个礼拜病情就发展成这样，大家都为这个病人捏着一把汗！我抓紧问病人的亲属，是否打过破伤风针？病人家属说不知道什么是破伤风针。我请示上级医生，因为打破伤风针是我们处理伤口必须要做的，因此真正发生破伤风感染的病例是很少的，我的上级大夫也没有见过破伤风感染的病例！问题来了，如果这个病人受伤以来，没有打过破伤风针，我们应该怎么办？现在即刻给病人打破伤风针是否还来得及？没有人告诉我答案。我必须自己去查书！我赶紧去查阅外科学的专业著作，书上说所有外伤的病人都应该打破伤风针。如果没有打，破伤风梭菌感染的潜伏期是一周时间。对于没有打过破伤风针的病人，一周后再打针已经没有意义了。因为这时候如果有破伤风感染，病人已经开始发病了！我立即和上级大夫汇报，老大夫说，那就尽快向区防疫站报告！那个时候，一旦发现破伤风、狂犬病病例都要向上级报告。我赶紧向医务处做报告。至于这个病人，应该怎么办？通过查书，我知道了，首先要明确诊断：这个病人有外伤史，从后来出现的症状分析，极有可能是破伤风梭菌感染。

什么是破伤风呢？破伤风是常和创伤相关联的一种特异性细菌感染。各种类型和大小的创伤导致的伤口都可能受到污染，特别是开放性骨折、含铁锈的伤口、伤口小而深的刺伤、盲管伤①、火器伤，更易受到破伤风梭菌的污染。小儿患者以手脚刺伤多见。若以泥土、香灰、柴灰等土法敷伤口，更易致病。家畜和人的粪便中均可含菌，破伤风梭菌随粪便排出体外后，以芽孢状态分布于自然界，尤以土壤中常见，可在土壤中生存

---

① 在外伤中，皮肤或黏膜完整、无伤口者称闭合伤，有皮肤或黏膜破损者称开放伤，如切割伤、砍伤和刺伤等。在开放伤中，又可根据伤道类型分为贯通伤（既有入口又有出口）和盲管伤（只有入口没有出口）等。

数年之久。破伤风梭菌产生毒性很强的外毒素，即破伤风痉挛毒素。毒素产生后，并不只在局部引起炎症，而是向周围扩散，侵入肌肉组织，沿着与神经冲动相反的方向，向上传递，最终进入脊髓前角或脑干的运动神经核。成年人打的破伤风针，指的是在受伤以后，通过注射破伤风抗毒素或者免疫球蛋白来获得抗体产生保护，一般只注射一针，过敏人群也会在受伤后两个半小时内分次注射完成。我国破伤风疫苗指的是儿童接种的百白破混合疫苗或者白破疫苗中的"破"，是破伤风类毒素的制剂，并没有给成年人接种。

　　虽然创伤伤口的污染率很高，战场中污染率可达25%～80%，但破伤风发病率只占污染者的1%～2%，提示发病必须具有其他因素，主要因素就是缺氧环境。创伤时（如盲管伤、深部刺伤等），破伤风梭菌可污染深部组织。如果伤口的外口较小，伤口内有坏死组织、血块充塞，或填塞过紧、局部缺血等，就形成了一个适合破伤风梭菌生长繁殖的缺氧环境。如果同时存在需氧菌感染，后者将消耗伤口内残留的氧气，使破伤风更易发生。这个病人刚好就是在户外工作的建筑工人，由一颗锈钉刺伤脚心所致！于是，我尽快联系药剂科，积极寻找和购买破伤风抗毒素！

　　明确了诊断，我们即刻按照外科针对破伤风感染的处理原则采取了一系列的措施。病人的病情还在进展，开始感到脖子发硬，身体不适，无法张嘴，只能勉强喝粥。随着病情的快速进展，他住进了 ICU（重症监护病房）。这些症状都是教科书上描述的神经系统症状。当天晚上，病人出现了牙关紧闭和"苦笑面容"，这是外科学教科书上对破伤风典型症状的描写——病人的表情由于面部肌肉的痉挛，好像在苦笑，故称为"苦笑面容"。我立刻意识到，我们应该给病人腾出一间单独的病房，要有避光的措施，加上厚厚的窗帘，因为这类病人对光线非常敏感，另外要保持周围的安静。这类病人极易因外界的声响诱发痉挛和惊厥！一旦病人出现神经系统症状，将是十分危险的。我们给病人注射了破伤风抗毒素，并改善了周围环境，病人的状况显著改善了！经过我们的积极治疗，病人逐渐恢复，最终康复出院了。对我来说，这是一个刻骨铭心的病例。局部的破伤风感染，如果最初没有被认识，又没有注射破伤风抗毒素，将是非常危险的。

4.

口罩的使用

消毒和无菌技术成为外科常规后，感染控制技术飞速发展，因而也派生出一系列无菌抗感染措施，包括手术室里帽子、口罩和橡胶手套的使用。

19世纪的一些发明和发现给外科学的技术进步带来了极大的推动力。无菌术和抗菌技术，以及手术时穿戴的装备，包括必备的口罩、帽子和手套使得外科手术更加安全。这不仅仅是对病人安全，而且也保护了外科医生。

1878年，位于英格兰萨里郡的印度橡胶厂的一名员工获得了制造外科手套的专利，而外科学家霍尔斯特德被认为是普及外科手套的第一人。

事实上，口罩的发明还要更早。据西方史料记载，公元前6世纪，波斯人在举行宗教仪式时，为防止人的气息影响神灵而要求信众以布遮面，这就是最原始的口罩。直到1895年，扬·米库利奇-

拉德基（Jan Mikulicz-Radecki）猜测医护人员交流时呼出的体液可能携带病菌，并导致病人伤口感染。他建议医护人员手术时，戴上一种单层纱布制成的掩住口鼻的罩具。这一行为极大地降低了病人伤口感染的可能性，并被广大医护人员所效仿。1897年，拉德基的助手将口罩松散的结构加以改进，使之更加贴合人的面部轮廓。纱布经改装内置了细铁丝支架，使纱布与口鼻留有间隙，以克服呼吸不畅的弱点。这一改进是至关重要的。此后，外科手术的流程逐渐规范，感染也逐渐得到控制。

在中国，早在两千多年前，《周礼疏》记载："掩口，恐气触人。"另外，《孟子·离娄》中也记载："西子蒙不洁，则人皆掩鼻而过之。"13世纪初，口罩只出现于中国宫廷。侍者为防止自己的气息传到皇帝的食物上，使用了一种蚕丝与黄金线织成的巾做成的口罩。《马可·波罗游记》中记述："在元朝宫殿里，献食的人，皆用绢布蒙口鼻，俾其气息，不触饮食之物。"这样蒙口鼻的绢布，就是原始的口罩。后来，口罩随传染病的暴发而发展。1910年底，中国哈尔滨暴发鼠疫，公共卫生学家伍连德博士（1879—1960年）发现疫情是由鼠疫耶尔森菌引起，判断可通过飞沫传播，因此发明"伍氏口罩"，使肺鼠疫的传播得到遏制。

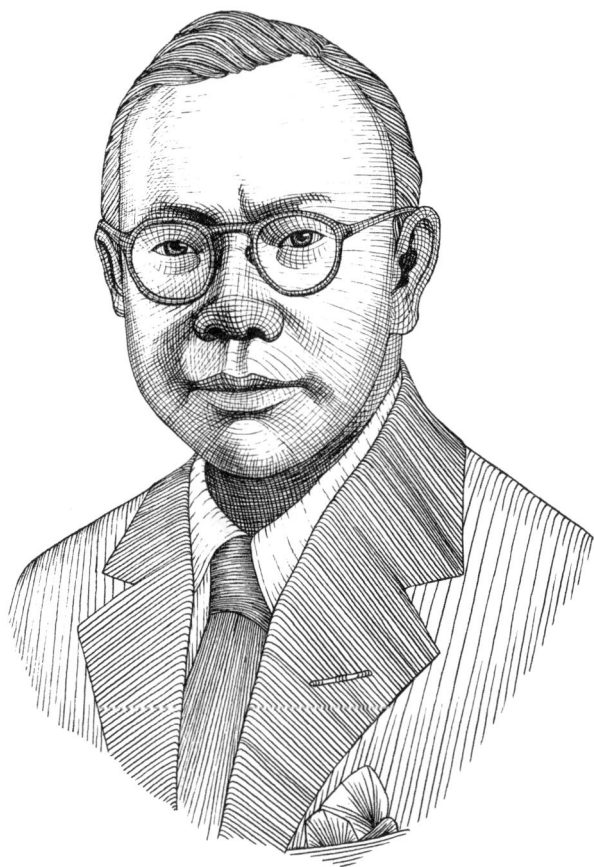

伍连德

（1879—1960 年）

中国出现最早的口罩，从时间上看，比 1897 年外科使用的口罩要早六百多年。而预防传染病的口罩在中国使用是在 1910 年，比医用口罩在西方的使用晚了十多年。历史会记住人类和疾病斗争中口罩的意义所在。无论是东方还是西方，几乎在同时开始使用口罩预防疾病。值得一提的是，就预防疾病而言，口罩在外科手术中是防止外科医生的口腔气雾或飞沫污染手术视野，从而保护被手术的患者。而传染病流行的时候，戴口罩是防止自己被外来的病毒细菌所感染，是保护了戴口罩的人。小小的口罩无论是"外面"还是"里面"都保护着人类免于疾病的困扰，这也算是口罩的"双面人生"吧。

第七章

血脉之争

"对外科医生来说，冬天和夏天的颜色都是红色——血液的颜色。"

——*V.A.Zotov*

初识血型

　　我第一次知道"血型"还是从我的父母那里听到的。那个时候，我们住在医院的宿舍楼里面。我家对面住着一户人家，女主人是市内一家医院的妇产科大夫，叫 H 大夫，男主人是我父母医院的医生，姥姥也和他们一家人住在一起。我们彼此为邻，住在一层楼里。走廊是大家共用的，一共三家人，在楼道里，靠窗户的墙根，并排着三个煤炉，三家人每天在一个楼道里炒菜做饭，有空就一起聊天，都是从事医疗行业的医生，有许多共同语言。特别是周末，父母都休息的时候，孩子们在狭小的楼道里戏耍。父母们在忙着做饭洗衣，唯一的一个水龙头和下水管，就在我家这一侧。好不容易休息的父母们都忙得不可开交，但大家彼此照顾，互相理解，一层楼三户人家，过着恬淡而安宁的生活。

　　父母做医生的年代，正值国内"文革"时期，医务人员要去农村医疗队。爸爸妈妈经常去郊区，妈妈还去了甘肃的医疗队，爸爸也常有下乡的支援任务，我和哥哥在家留守。那个年代，爸爸妈妈同时外出是经常的事情，哥哥9岁，我6岁，自己照顾自己。那个时候经常看到父母出去支边，也没有什么感觉。我们对面的H阿姨，那个妇产科医生已经下乡去农村好几个月了。这天早上，我觉得楼上有些异常——对面H阿姨的家里突然来了好多人，爸爸妈妈也在屋里嘀嘀咕咕。我和哥哥还小，不知道发生了什么事情。尽管年纪小，但是肯定看得出今天的不寻常。一拨儿人来了，走了，又一拨儿，来来往往，我们拥挤的小楼上从来没有来过这么多人。一会儿，就听到对面H阿姨家传出了"呜呜"的哭泣声。爸爸妈妈也知道，H阿姨家肯定遇到什么大事了。他们猜测是在农村医疗队的H阿姨出了什么状况。我从来没有见过这样的阵势，吓得不敢多出声。但是好奇心一直有，想知道发生了什么事情。楼道里H阿姨家的煤炉上，水壶烧开了，"噗噗"的开水喷出来，洒在炉子的火堆里，"呲啦呲啦"地爆出一股股白烟。爸爸赶紧出去，帮他们家把炉子上的热水壶提起来，放在炉台上。这时候，对面姥姥想起自家煤炉上烧着热水，赶紧也跑出来照看一下煤炉，妈妈爸爸在我家门口看着姥姥，也没敢去问家里发生了什么事。

"我女儿死了！"老人家对我父母说了一句话，然后就回屋里了。门关上了，传出姥姥撕心裂肺的哭嚎声。我当时很小，但是，我清楚地记得姥姥出来说的这句话！姥姥是外地人，平时非常友善，说话不多，因为她说的话我们大多听不懂。爸爸妈妈非常震惊！为什么？到底发生了什么事？H阿姨单位的人一拨儿一拨儿地来。到后来，我听妈妈说了H阿姨的遭遇。H阿姨是产科大夫，去了医疗队，在密云的山区。那个年代没有手机，联络非常困难。山区缺医少药，特别是当地地形的关系，每个村子都相距甚远，而且医疗环境也很差，农村的生育许多是在老乡家里完成的。许多农村妇女生产（分娩）都不去医院，由当地的接生婆完成。H阿姨是市立医院的大医生，经验丰富，而且非常有责任心，这次下乡独立完成了许多艰难的接生和产科手术。这天天降大雨，H阿姨接到电话，远隔村里的产妇生产时遇到了困难，据说是有大出血，而且病人的血型是一个少见的血型。这种血非常稀少，面对这个病人，当地接生婆遇到了极大的困难，加上大出血，病人生命垂危！H大夫接到通知，立即带上手电筒，独自上路。大山里，深更半夜，加上下大雨，山高路险。H大夫又是城里的大夫，对路不熟悉，由于没有当地的向导指路，H大夫不久就迷了路了！泥泞的山路，湿滑险峻，H大夫怀着高度的责任心和工作热情，心急火燎地赶路，最后发生了意外，滑到了险峻的山下。据说，后来的好几天，当地政府出动人力仔细寻找，才找到 H 阿姨的遗体。H 阿姨是姥姥唯一的女儿，可想而知姥姥有多伤心！就这样，一双儿女从此失去了亲爱的妈妈！从那以后，这个家庭发生了根本的变化。听爸爸妈妈说，这个家因失去了女主人而变得残缺不全，不久孩子的父亲再婚，一切都变了。不知什么时候，他们一家搬离了我们居住的小楼。从此一家人就像消失了一样，再也没有了音讯。

血型之谜

20 世纪 70 年代，由日本东京广播公司制作的电视连续剧《血疑》于 1975 年在日本播出。该剧主要讲述天真善良的大岛幸子在父亲的研究室不幸受到生化辐射，患上血癌，需要不断换血，可是她的父母和她的血型都不合，而幸子的男朋友相良光夫的血型与她相符，幸子的特殊 AB—Rh 阴性血型又引出了她的身世之谜。1984 年《血疑》引入中国，那时我刚刚从大学毕业，这部电视剧给了一代人美好的回忆。通过《血疑》，我们知道了"Rh 阴性 AB 型血"。

什么是血型？对外科医生来说，为什么血型那么重要？我们知道，整个外科学的发展，经历了几个重要的转折，从解剖学的诞生、麻醉学的出现，到止血技术、抗菌术的巨大进步，让外科医生在手术时变得从容不迫。随着外科医生不断探索新的外科手术领域，人们很快就发现，凡是外科的疑难手术，遇到的最大困难就是出血！术中遇到出血时，我们会关闭出血的血管。然而，我们还会遇到大出血的时候，特别是一些大面积剥离解剖后的手术创面的广泛渗血，往往难以控制。如果出血过多，病人就会有生命危险。因此，外科医生就开始探索如何从健康人体内抽取血液，用于那些重大手术中需要输血的病人，寻找把健康人的血输给病人的方法和手段。

我们每个人身体里的血液都携带着来自父母的遗传信息，称作血型，同样遵循孟德尔遗传定律。血型就是把我们的血液按照其自身特有的类型进行分类。血型也是判断亲代与子代关系最基本的信息之一，是现代外科输血最重要的依据。因为人们发现，不是每个人的血液都是可以随便输给另一个人的。研究表明，如果我们在没有选择的情况下将一个人的血液输给另外一个人，接受输血的人身体里就会出现一种叫做"排斥"的反应。这种反应是非常危险的，外来血液会引起受者体内的一系列不适症状，通常称之为"输血反应"，实际上是一种溶血现象，甚至可能导致身体的器官功能衰竭。因此，人们开始探索如何正确地实现人与人的相互输血，怎么样才能不导致排斥。

人类早在远古时期就开始探索血液的秘密。一代又一代人不断努力，试图将人类的血液与生命的延续紧密联系。天地轮回，日月穿梭，其间饱含着一代又一代君主帝王对长生不老的渴求，宗教与信仰、君王与庶民、战争与杀戮、医生与患者。伴随着科技的进步，人们真正了解和正确使用血液，时光的记忆已经过去了千年。

自古时起，人们就已经认识到失血会引起身体虚弱，导致死亡。中医也认为"血气"是一个人的生命之本，那时补充血液的方式主要是让病人直接饮血，说白了就是喝进去，最好是年轻、健康的人或动物的鲜血。古罗马诗人、作家奥维德（Ovid，前43年—17/18年）在其著名的神话作品《变形记》中曾这样描述换血治疗：美狄亚（Medea，阿尔戈英雄之一杰森的妻子）将她年迈的公公伊桑的血液替换为长生不老药，使他返老还童。罗马作家、哲学家盖乌斯·普林尼·塞孔都斯（Gaius Plinius Secundus，23—79年）曾描述过观众如何冲进竞技场喝光垂死角斗士的血，因为这些人相信角斗士的力量和勇敢的品质存在于血液中，可以通过饮用他们的血液来获得这些优秀的品质。古埃及的一些国王曾在血中沐浴，他们相信这样的沐浴能够"使病人复苏，使老年人和残疾人恢复活力"。据报道，古代挪威人会喝海豹和鲸鱼的血来治疗癫痫和坏血病。许多文学和影视剧作品中也有相关的描述，相信你一定不会陌生。最著名的一个例子就是吸血鬼的传说，即吸血鬼通过喝活人的血而永葆青春、获得永生。古往今来，人们对于血液中神秘力量的迷恋从未停歇。

著名的解剖学家克劳迪亚斯·盖伦（Claudius Galenus，129—199年）曾建议病人喝黄鼠狼或狗的血来治疗狂犬病，这种理论既来自他对解剖学的研究，也受到了当时的主流学说——希波克拉底的"体液论"的影响。"体液论"认为，人的身体充满了四种基本物质，称为"体液"，分别是黑胆汁、黄胆汁、黏液和血液。这一理论和盖伦的学说影响了西方医学实践一千多年。历史上，关于是谁进行了第一次输血的尝试还有许多争议，比较公认的说法是，中世纪时期，教皇英诺森八世（Pope Innocent Ⅷ，1432—1492年）在1490—1492年接受了输血治疗。据意大利历史学家帕斯夸莱·维拉里（Pasquale Villari，1827—1917年）描述，教皇因患有某种疾病而处于半昏迷状态，一位名叫亚伯拉罕·迈耶（Abraham Meyre）的医生给教皇输了三个10岁男孩的血，但教皇的病况并没有改善，不久之后便去世了。

17世纪初，血液循环理论问世，这一重大发现使得人们对血液的认识步入全新阶段。英国内科医生威廉·哈维（William Harvey，1578—1657年）第一次详细描述了血液如何由心脏泵入全身，通过一个方向在全身血管内循环流动，并于1628年出版《心血运动论》（Blood circulation theory）一书。哈维的发现引发了人们对于研究如何输血以及通过血液输注其他药物的强烈兴趣。1669 年，理查德·罗尔（Richard Lower，1631—1691 年）博士所著的《心脏原理》（*Tractatus de Corde*）一书中包含第一次成功从动脉到静脉直接输血的记录，他公开演示了输血的过程，在一条狗的身上做了如下试验：首先，通过放血的方式使狗濒临死亡，然后再通过给这条狗输血，而使其完全恢复。1667 年 11 月 22 日，罗尔在埃德蒙·金（Edmund King）医生的协助下，给一个名叫阿瑟·科加（Authur Coga）的人输血，血液的供体是一只绵羊。他们在绵羊的颈动脉和受血者手臂的静脉之间搭建了运送血液的管道，并得出结论："在这两分钟里，血液一直在流动……这个人在术中和术后都觉得自己很好，甚至要求再次输血。"让-巴蒂斯特·丹尼斯（Jean-Baptiste Denis，1640—1704 年）医生是法国国王路易十四手下的一名年轻医生。1667 年初，丹尼斯和外科医生保罗·埃默雷兹（Paul Emmerez）也开始了输血实验。首先，他们在狗身上进行了系列试验，即将一条狗的血抽出输注给另一条狗。1667 年 6 月 15 日，丹尼斯接手了一个 15 岁的患者，这个男孩已经发热好几个月了，医生按照当时主流的治疗方法给他放了 20 次血，结果发现患者的一般状况变得更差了。随后，丹尼斯用 9 盎司（约 265 毫升）的绵羊血液对男孩进行了输血，发现男孩的症状得到了明显缓解。然而，当他在 1668 年给另一名男子输注小牛血液进行治疗时，意外发生了：患者出现了严重的溶血性输血反应。"血液一进入血管，他就感到手臂和腋窝都在发热……他说他的肾脏非常疼痛，胃也不舒服。他睡了一整夜，第二天早晨醒来的时候解了一大杯尿，尿的颜色黑得像混合了烟囱里的烟灰。"输血后不久，患者去世了，患者的妻子还将医生和医院告上了法庭。这项试验引起了广泛的关注和极差的社会影响，巴黎医学院随后发布了一项规定：未经医学院的批准，不得进行输血手术。1678年，法国议会颁布法令，规定输血在法国是犯罪行为。这在伦敦也引起了强烈反响，英国皇家医学会迅速与输血划清界限。1679年，教皇宣布禁止输血，人们对输血的兴趣也迅速消退。

詹姆斯·布伦德尔（James Blundell，1790—1877年）是一位著名的医生、生理学家和产科医生，他不仅在19世纪20年代重燃了人们对输血的热情，而且为输血提供了一种较为合理的方法，被称为"现代输血之父"。布伦德尔最初对输血作为一种治疗产后出血的方法产生了兴趣，他发现输入来自不同物种的血液十分危险，认为应当使用人类的血液给病人输血。终于，1818年12月22日，人类历史迎来了第一次有记载的人类同种输血事件。这项手术记录发表于1819年，描述了布伦德尔如何在外科医生亨利·克莱恩（Henry Klein）的帮助下为一名患有胃癌的男子输血。病人当时已濒临死亡，几位献血者每隔约5分钟轮流用注射器为他注入约 14 盎司（约 415 毫升）的血液。尽管病情暂时好转，但病人还是在两天后去世了。1818—1829 年，布伦德尔和他的同事共进行了 10 次人体输血，成功的不超过 4 例。第一个输血的成功病例是一名产后大出血的女性，她在 3 小时的时间内从布伦德尔的助手那里得到了共 8 盎司（约 240 毫升）血液，最终获救，该病例结果发表在《柳叶刀》杂志上。据布伦德尔报告，一些病人在输血后出现了发热、背痛、头痛、黑尿，但原因不明。现在我们已经知道，这是由于血型不合出现的典型的溶血反应。此后，许多产科医生都进行了类似的尝试，但由于对发生溶血反应的认识不足，患者的反应有好有坏，围绕这项操作的争议也从未停止。

此后的几十年间，关于输血的研究主要聚焦于开发和完善输血的技术。当时，推动输血研究最大的动力来自战争：人们迫切需要找到办法延长士兵的生命，让他们恢复战斗力。布伦德尔指出，静脉对静脉输血不切实际，因为血液凝固的问题无法解决，应当将供者的动脉连接到受者的静脉使输血顺利进行。布伦德尔倡导的输血过程需要一个盛放血液的中间容器，称为间接输血。1865 年，日内瓦医生 R.J. 鲁塞尔首次采用了供血者手臂血管直接与受血者手臂血管架桥连接的输血方法。此后，这种输血方法在普法战争期间被法国军队正式采用。直接输血法的另一个主要倡导者是产科医生 J.H. 艾夫林，他在 1873 年发表的一篇文章中对直接输血法的仪器进行了描述，并多次用其进行输血实践：仪器的中央部位是一个橡胶吸球，负责泵吸血液（作用类似于心脏），两侧连接管道和阀门。输血过程的安全问题主要涉及几个方面：感染、凝血和溶血。1865 年，赫赫有名的路易·巴斯德（Louis Pasteur，1822—1895 年）发现了细菌和真菌污染会导致伤口腐烂，此后无菌术的出现才使得输血过程引发的感染问题得到控制。输血的另一个主要问题是如何防止供者血液凝结。1894 年，英国病理学家 A.E. 莱特教授发现，几种酸的可溶性盐可以无限期地推迟凝血。莱特的文章发表 21 年后，理查德·卢因森（Richard Lewisohn）发现了使用柠檬酸钠抗凝的方法，为输血方法的发展提供了重要动力。凝血可以控制，血液的储存才成为了可能。著名的英国外科医生杰弗里·凯恩斯（Geoffrey Keynes，1887—1982 年）证明了应用"血库"来保存血液是可行的，他制作了一个便携式的冷藏装置，使输血能够在战场上进行。1937 年，芝加哥的一名药理学家伯纳德·范特斯（Bernard Fantes，1874—1940 年）进一步提出了储存血液的概念，并在美国建立了第一个以医院为基础的"血库"。

然而，人们对于溶血反应的认识过程始终艰难又漫长。布雷斯劳大学的病理学家埃米尔·庞菲克（Emile Ponfick，1844—1913 年）首先解决了不同物种间血液不相容的问题，他广泛报道了物种间输血的危险性，并第一个注意到血型不相容的人之间输血发生输血反应产生的黑色尿液实际上是血红蛋白尿（而非之前报道的血尿），这是供者的红细胞在受者体内被破坏所致，并非受者红细胞破坏而发生的蛋白尿。19世纪末，关键的转折点出现了：卡尔·兰德斯坦纳（Karl Landsteiner，1868—1943年）终于揭开了ABO血型系统神秘的面纱，使得人们对血液的认识取得重大突破，他本人也因此获得了1930年的诺贝尔生理学或医学奖。卡尔·兰德斯坦纳在他的家乡维也纳接受了医学、化学、病理学和血清学方面的培训，他非常熟悉凝集素（又称"血型抗体"，现在已知主要为IgM抗体），对凝集反应的化学基础特别感兴趣。兰德斯坦纳在1900年的论文中指出："健康人的血清不仅对动物血细胞有凝集作用，而且对人类不同个体的血细胞也有凝集作用。"兰德斯坦纳在1901年发表了里程碑式的论文。他的实验过程非常简单，解释也十分巧妙：他将健康受试者分为两组，一组由他及五名男性同事组成，另一组由六名产后女性组成，每组人员都在组内进行了交叉实验，即取每个人的血清分别与其他成员的红细胞进行反应（包括自身）。他发现，虽然一个人的血清不能凝集自己的红细胞，但偶尔会与其他受试者的红细胞产生一种可重复的凝集反应，使得每组受试者均可分为三种类型，分别标注为A、B和C组：A组血清凝集B组红细胞，B组血清凝集A组红细胞，C组血清凝集A、B组红细胞，但C组红细胞不能与任何血清凝集，一切都可以用两种类

型的血清来解释，即 A 型和 B 型，C 型血清则同时具有 A
型和 B 型的特性。这是一个非凡的见解！然而，由于他的
假设是血清的凝集素决定了血型分群，C 型人有时会被划
入 A+B 型中。事实上，他们并不属于 AB 型，而是 O 型。
这是由于兰德斯坦纳没有将两组人的结果进行组间的交叉
验证，样本量也太小。此后十年间，ABO 血型系统得到了
更为清晰的理解：研究者逐渐意识到应将红细胞定义为血
型的决定因素，而非血清。埃米尔·冯·登格恩（Emil
Von Dungern）和卢德维克·希尔斯费尔德（Ludwik
Hirszfeld）是首先将不含 A 或 B 决定因子的血细胞标记
为 O 的人，他们还认识到，血型遗传同样遵循孟德尔遗
传定律。另一个重要的突破出现在 1939 年，兰德斯坦纳
又发现了 Rh 因子（因其存在于恒河猴中而得名），ABO
血型系统之外的 Rh 血型系统也就此产生。与此同时，外
科医生查尔斯·德鲁（Charles R. Drew，1904—1950 年）
发现，血液可以被分离为两种主要成分——红细胞和血浆，
血浆可以冷冻起来长期保存，这一发现为建立大规模血库奠
定了基础，在二战期间得到了广泛应用。

人类的红细胞含有两种凝集原，分别叫作 A 凝集原和 B
凝集原，人类血清中则含有与凝集原对抗的两种凝集素，分别
叫作抗 A 凝集素和抗 B 凝集素。每个人的血清中都不含有与自
身红细胞凝集原相对抗的凝集素。如果把 A 型血输入 B 型血的

人体内，A 型血里含有的 A 凝集原和 B 型血中的抗 A 凝集素结合，就会发生凝集，这就是血型不合的溶血反应的基础，是非常危险的。

ABO 血型系统主要是根据人类红细胞表面所含不同的凝集原（又叫血型抗原）而命名的，抗原包括 A、B、H 三种。血型抗原是一种糖蛋白或糖脂，其寡糖部分具有决定抗原特异性的作用。在 ABO 血型系统中，A 型血的红细胞表面含有 A 型抗原，血清中含有抗 B 凝集素（又叫抗 B 抗体）；B 型血的红细胞上则含有 B 型抗原，血清中含有抗 A 凝集素（又叫抗 A 抗体）；O 型血的红细胞上缺乏 A、B 型抗原，其血清中抗 A、抗 B 抗体皆有；而 AB 型血的红细胞上含有 A、B 两种抗原，其血清中无抗 A、抗 B 抗体。因此，AB 型血的红细胞不可以输给 A 型、B 型，可以输给 AB 型者。AB 型可以接受 A 型或 B 型血的红细胞（单一成分输血），但不能接受 A 型或 B 型血的全血①。当受血者 ABO 血型鉴定困难时，可紧急输配血相合的 O 型洗涤红细胞。此外，在抢救生命的

① 过去人们以为 AB 型血的人没有抗 A、抗 B 抗体，就可以接受 A 型血、B 型血输血，因此 AB 型血的人曾经被称为"万能受血者"。后来人们发现，AB 型血与 A 型血全血或者 B 型血全血混合，依然容易发生溶血（后两者血清中含有抗 A 或抗 B 抗体），如果滤去血清，只输入后两者的红细胞，则可以。

紧急关头，同型血不足时，亦可输少量 O 型血，以解燃眉之急。但是，O 型血血浆中含有抗 A、抗 B 抗体，它能致敏或凝集 A、B、AB 型红细胞，使之寿命缩短或立即破坏，也属于输血禁忌。所以，O 型全血曾被称为"危险的万能血"。然而，有人把"危险"二字忽略了，把 O 型血称为"万能血"，这是错误的。

如表 1 所示，ABO 血型系统将人类的血型分为：A 型血、B 型血、AB 型血和 O 型血。

表 1   ABO 血型

血型	A 型血	B 型血	AB 型血	O 型血
A 抗原	+	−	+	−
B 抗原	−	+	+	−
抗 A 抗体	−	+	−	+
抗 B 抗体	+	−	−	+

注：红细胞上只有 A 抗原的为 A 型血，其血清中有抗 B 抗体；红细胞上只有 B 抗原的为 B 型血，其血清中有抗 A 抗体；红细胞上 A、B 两种抗原皆无者为 O 型。具有 A 抗原的红细胞可被抗 A 抗体凝集，抗 B 抗体可使含 B 抗原的红细胞发生凝集。输血时若血型不合会使输入的红细胞发生凝集，引起血管阻塞和血管内大量溶血，造成严重后果，所以在输血前必须作血型鉴定。正常情况下，只有 ABO 血型相同者可以相互输血。在缺乏同型血源的紧急情况下，因 O 型红细胞无抗原，不会被凝集，红细胞（单一成分输血）可输给任何其他血型的人，O 型血的全血输给异型血的人则不行；AB 型的人，血清中无抗体，可接受任何型的红细胞（单一成分输血），而输入异型血的全血则不行。

总的来说，灭菌方法的引入、抗凝方法的发展，以及 ABO 血型系统的发现，为现代输血的实践铺平了道路。

第八章

放射与外科

"外科医生必须是魔术师，因为魔术是使不可能变为可能的艺术。"

——*William Stewart Halsted*

无所遁形

那是我做研究生的第二年，在大学校园上了一年的基础课，我回到医院的科室。导师看我在基层医院待的时间比较长，外科手术的技术不够熟练，就安排我做半年的住院总医师。住院总医师是住院医师的组长，在医院，特别是外科主要的工作是跟老大夫上手术，同时负责急诊和为老大夫安排手术。通常临床上患者手术出现了并发症，要去及时处理，而且还要负责全院的会诊。原则上，住院总医师应该是 24 小时住在医院的。我们一般不回家，住在医院里面，有什么临床的问题能够及时到场处置。

这天，我完成了白天的工作，又到病房看了所有的病人病历，准备去吃晚饭了。急诊来电话，有个急诊病人上消化道出血。什么是上消化道呢？通常，我们吃的饭都是经过口腔，然后到食管。食管在胸腔，胸腔和腹腔是不通的，中间是完全分开的，分隔二者的结构叫"横膈"。食管进入腹腔就与胃相连了。胃是我们身体里最大的储存食物的地方。胃有两个"门"，食管和胃相连的门叫"贲门"，胃还有一个出口，叫"幽门"。幽门下接的是十二指肠，是一组呈 C 形的小肠，长约 20 ~ 25 厘米，因为其长度和人的 12 个手指并列在一起的长度相当，所以得名"十二指肠"。上消化道出血就是十二指肠以上的部位出血。上消化道出血的处理有时候是非常复杂的。

病人是一个男性，67 岁。急诊室要我去看看。我们的急诊和外科病房不在一起，要骑车或步行一站多的距离。到了急诊，我简单问了病史，感觉这个病人的病情比较严重。他没有溃疡病史，只是比较喜好饮酒，自己说没有肝炎等既往史。我们知道，上消化道出血最多的是胃溃疡，还有就是肝硬化门静脉高压症导致的食管胃底静脉曲张出血。而且这种出血的量都比较大，难以控制。说实话，对于从基层考上来的研究生来说，这种严重的病情见得比较少。我心里没有底啊！而且这种病人的外科决策非常重要，如果我们的决策有问题，手术了，却找不到出血点，就麻烦大了。"不行，这个病人的病情有点复杂，我得请示老大夫。"我心里想着，给我的师兄 L 打了电话。L 师兄比我大几岁，曾经插队下乡，当过工人，有丰富的经历，研究生比我早毕业，一直在大医院工作，经验当然更丰富。关键是他为人仗义、乐于助人，对我们这些小兄弟十分关照！"L师兄，我们在急诊呢。有个病人，考虑上消化道出血，但是没有溃疡病史，也没有门静脉高压史。急诊做了CT（计算机断层扫描）也没有发现肿瘤。可是病人血压不稳，胃管引流有淡血性。我们应该怎么办？"我简单地汇报了病史。病人家属一直催我们尽快将病人收入院。

L大夫正在家休息，时钟已经指向晚上十点了。而且，今天不是L大夫值班，他只是主治医师。但是，那个时候，他就是我的主心骨，老大夫，我们轻易不敢去请，而且，今天的二线正是不好说话的老大夫X。这搞得我很犹豫，因为，我们小大夫私下里都知道，这个老大夫虽然年纪大，可是技术一般，手术还真不如我的师兄L。可今天是X老当班，我请示L大夫，他说了不算数啊。如果真的出了问题，X老会说，我不知道这个病人，他们没有请示我。那我不就惨啦？想到这儿，我也只好硬着头皮给X大夫打电话。"这个情况挺复杂啊，你再给他查……"老大夫给了一系列指示。我只好又按照要求做了许多检查。最后，我请老大夫下来看看病人，此时的病人开始出冷汗，心率加快、四肢冰凉，而且显得焦躁不安。我看病人已经是失血性休克了！老大夫看了病人，也觉得不能再等了，必须进行手术探查！说实话，老大夫心里也没底了，这个消化道出血的病人，临床各种检查均找不到出血的原因。通常，我们决定急诊手术的目的只有一个——止血。但是，如果我们始终没有找到出血点，这可怎么办？经过常规的术前准备，为病人配了血，一小时后，我们开始了手术。急诊手术对外科医生来说是非常具有挑战性的，因为急诊情况下的手术，好多病人的诊断都是不明确的，需要通过手术来找到病人的病因。有时候，急诊手术就像破案，打开腹部，如果能顺利找到出血原因，就可以得出这个病人最后的诊断。这一点外科和内科医生有所不同。因为内科的疾病，除客观的诊断以外，老医生的诊断、老医生的意见往往就是最后的诊断。老医生书读得多，临床经验丰富，诊断有理有节、层层剥茧，甚至引人入胜，治疗效果好，大家心服口服。而外科手术不是这样，特别是急诊的复杂病例，各种各样的诊断意见，大家在一起反复讨论，老医生也见多识广，可能有一些新奇的想法，而且讨论时可以引经据典，口若悬河。但是，不管你是谁，不管你是多高的位置，最终都要打开腹部揭晓诊断结果。因此，凡是我们经过反复讨论诊断不清的病例，手术时就备受关注，大家特别想知道，到底是什么病，谁的诊断对了。此时，老大夫有时反而有点矜持，主要是怕诊断错误。有时候，老大夫的诊断不一定是对的。这就是外科这个职业的魅力所在。

今天这个病人，我们年轻人先开腹进去观察，老大夫最后出场。如果我们找到出血原因，老大夫进来就是"剪彩"了。但是，今天这个病人不那么简单。我们进到腹腔，并没有看到胃有什么异常！仔细探查也没有看到肝硬化，更谈不上食管胃底静脉曲张。也就是说，最常见的出血部位都没有异常！我们的心一下收紧了。而且我们惊奇地发现，病人的小肠内有大量积血！透过薄薄的小肠壁，我们观察到小肠内充满了血！这个病人是小肠出血！这可麻烦了，如果是小肠出血，是很难发现的。因为正常人有 5～7 米的小肠，我们要把小肠整个检查一遍。不幸的事情发生了——我们反复检查小肠，也没有发现肿瘤和其他的异常！此刻，不只是我这个小住院总着急，老大夫上来一看这情形，也有点不知所措了！通常，我们的小肠颜色是淡粉色，弯曲而细软，即便是有肠内容物，也不会过度膨胀。而这个病人的小肠，我们可以看到，整个都扩张膨胀，而且透过肠壁可以看到大量的出血。"X 大夫，病人血压不稳，你们尽快决定手术。输血已经三个单位了！今天血库里B 型血不多了！"麻醉师提醒我们。此时，手术室的空气一下子紧张了。就在这时，L 大夫换好了手术服进了手术室。他们家就在医院的宿舍，有时遇见感兴趣的病例，他也常过来看看。今天的病例他十分有兴趣，想看看到底是什么病。"老大夫，您看看是否会是肠系膜的血管畸形啊？"L大夫提示。"对对！"老大夫听了L大夫的话，觉得有道理！我觉得L大夫提示得对，但是，我们怎么找到出血的畸形血管呢？总不能把肠道都豁开找吧？正当我困惑之际，老大夫果断地决定："找介入科来会诊！"

介入科是专门从事经人体血管进行疾病治疗的科室。治疗的主要手段是用一根细细的人工导管，插入到需要治疗的部位。例如肝脏有肿瘤，介入科的医生可以把一根细细的导管插到肝供应肿瘤的血管分支里，输注造影剂，在X线照射下就可以看到这个肿瘤，然后介入科就可以将化疗药物直接打进肿瘤内部，达到治疗的目的。介入医学的发展很快，许多血管疾病都可以通过介入技术来解决！

介入科的N大夫值夜班，遇到这样的问题，他们经常会给出确切的意见。赶到手术室，N大夫仔细查看了病人，毫无疑问，此时用纤维内镜也无法找到出血点，而且小肠太长了，现在的内镜无法完成，只有介入的方法了。N大夫认真看了手术的情况，把这些情况向他们的主任报告。主任的意思是立刻进行血管造影！如果是肠系膜血管畸形，一般的检查手段是不行的，只有血管造影——从病人大腿根的血管插一根细细的导丝，一直到供应小肠的系膜血管，把造影剂打进去，看看哪里有造影剂外溢，那就是出血点！时间一分一秒地过去了。此刻，麻醉师和我们都很紧张，因为病人的情况很不好，如果不能尽快结束手术，病人会有生命危险！介入最重要的是要有X射线机，还要改变病人的体位，一切都对介入医生提出了很高的要求。此时，我们外科医生只能袖手旁观了。找不到出血点，我们也无能为力啊。只见N医生把一根细细的导丝插进病人的股动脉，导丝缓慢地进入，手术室里出奇的安静，我们甚至能够听到N医生的呼吸声。伴随着麻醉机的"滴滴"声，此刻的世界好像凝固了！"造影剂！"N大夫对助手说，显然他已经找到了小肠的供血动脉。N医生打了造影剂，然后就听到X射线机的曝光脚踏板的声音。通常，这时候是应该让我们都出去的，因为此时X射线机有射线发出，对人体是有伤害的。但是，为了抢救病人，大家没有出去，都屏气凝神等待结果。

终于，我们等到了介入的照片，找到肠系膜血管畸形的部位了！手术室的气氛一下缓和了许多。我们用血管钳迅速夹住出血的部位，老大夫带领我们一起迅速切除了含有血管畸形的部分肠管。病人的血压开始回升，四肢的温度开始变暖，病人得救了！大家都松了一口气！

2.

"大自然常常允许从最普通的观察中产生令人惊叹的奇迹，然而，只有那些具有敏锐洞察力以及经验丰富的人，才能意识到奇迹的存在。"

1836 年，英国科学家迈克尔·法拉第（Michael Faraday，1791—1867 年）在已经部分抽真空的玻璃管两端的两个金属电极之间施加高电压，发现了一个奇怪的光弧，其起点在阴极（正极），终点在阳极（负极）。1857 年，德国物理学家海因里希·盖斯勒（Heinrich Geissler，1814—1879 年）用改进的泵吸出了玻璃管内更多的空气，他发现这时管子里充满了辉光，而不是电弧（霓虹灯便是以此为基础演变而成）。由于辉光是从阴极发出的，物理学家把这种辉光称为"阴极射线"。1861 年，英国科学家威廉·克鲁克斯（William Crookes，1832—1919 年）发现通电的阴极射线管在放电时会产生亮光，于是就把它拍了下来，可是显影后发现整张干版上什么也没有。他以为是干版旧了，就用新的干版连续照了三次，依然如此。他认为是干版有问题，便退给了厂家。他还发现抽屉暗盒里保存的胶卷莫名其妙地感光报废了，便找到胶卷厂商，斥责他们的产品低劣。直到伦琴发现了 X 射线，克鲁克斯才恍然大悟，一个伟大的发现就这样与自己失之交臂了。

1845 年，威廉·康拉德·伦琴（Wilhelm Conrad Röntgen，1845—1923 年）出生于德国莱茵河畔的小镇伦内普，伦琴的父亲是个制造商，希望作为独生子的伦琴能够子承父业。伦琴并不是一个传统意义上的好学生，他不喜欢在学校上枯燥无味的课程，而喜欢在田野和树林中漫步。然而，在一次无伤大雅的学生恶作剧之后，他被学校开除了。父亲给他找了一所机械师学校，计划让他接手企业。伦琴不愿就此过上被安排好的人生，他试图通过考试获得进入大学所需的学分，可是，他失败了。幸运的是，伦琴父母的一位朋友告诉他，苏黎世的一所学校可以接纳他这样的学生。于是，1865 年春天，伦琴来到了苏黎世，成为苏黎世工业大学机械工程专业的一名学生。在这里，著名的理论物理学教授鲁道夫·尤利乌斯·埃马努埃尔·克劳修斯（Rudolf Julius Emanuel Clausius，1822—1888 年）和实验物理学家奥古斯特·昆特（August Kundt）唤起了伦琴对物理科学的热爱，他迅速投身于物理学的学习。也正是在苏黎世，伦琴遇到他的妻子安娜·贝塔·路德维希（Anna Bertha Ludwig），他们收养了安

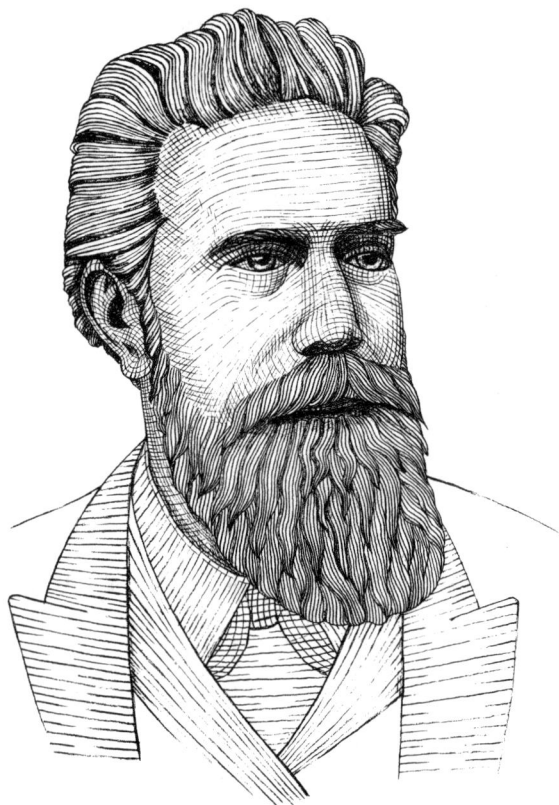

威廉·康拉德·伦琴

（Wilhelm Conrad Röntgen, 1845—1923 年）

娜哥哥的女儿，一起幸福地生活了 50 年。

　　1895 年 11 月 8 日夜晚，维尔茨堡大学物理研究所的一间实验室中，伦琴小心翼翼地将门窗关好，确保没有光线能进入房间，在漆黑的房间里，伦琴将阴极射线管用能屏蔽所有可见光的黑色纸板包裹好，准备开始实验。当接上电流时，伦琴却发现旁边涂有荧光化学制剂的纸板上闪烁着微弱的绿光，当电源断开时，绿光也随之消失。彼时，物理学家菲利普·勒纳德（Philipp Lenard，1862—1947年）已经证明，阴极射线在空气中最多传播8厘米。伦琴立刻明白，不可能是阴极射线导致荧光屏在2米远的地方发光。可是，可见光和紫外线都被纸板挡住，也就是说，某种物质穿透了本不应被穿透的纸板。这让伦琴毫无头绪，不知如何解释，因为这与当时的物理定律相矛盾。那么是自己的眼睛欺骗了自己吗？尽管很难相信自己所见，伦琴还是对这一现象进行了进一步研究。他先后尝试了几种材料：木材、玻璃、书本纸张和各种金属物品。当伦琴手拿金属物品重复这一实验时，他看到了令他惊恐的一幕：他手指骨的"影子"。前面的现象已经让伦琴百思不得其解，当他看到自己的骨头后，这一现象已经升级为史无前例了。

之后的几周时间，伦琴一直在给自己做心理建设，他怀疑自己是否已经疯了。从逻辑的角度来说，伦琴发现的现象有两种解释：要么是他观察到了一些从未被发现的东西，要么是他产生了幻觉。一直以来，伦琴都在为获得受人尊敬的物理学家的地位而努力工作，当时50岁的他正处于职业生涯的顶峰，已经发表了40多篇学术论文和论著。如果伦琴报告了自己的观察结果，但是它们被证明是某种幻觉，那么他和他之前所有的学术成果将在科学界完全失去信誉，他的职业生涯将以耻辱告终，没有人会再相信他。

伦琴在实验室里废寝忘食。这段时间，伦琴很少做笔记，这对平日里有条不紊的伦琴来说是不寻常的。最早发现他出现异常的是伦琴的妻子、女儿，以及他实验室的助手，他们观察到伦琴这些天变得暴躁、孤僻，难以接近。在自我怀疑与一番纠结之后，1895 年 12 月 22 日下午，伦琴似乎下定了决心，他"诱骗"妻子安娜来到自己的实验室，把她的手放在照相底片上，让它暴露在 X 射线下。几分钟后，伦琴把仪器拿开之后，安娜惊恐地发现底片上可以清楚地看见自己的骨头，这让她仿佛看到了一种死亡的征兆，安娜匆忙地离开了实验室，再也没有去过那里。这张照片也被视为世界上第一张 X 线片。此后，伦琴确信自己发现了一种新的射线。1895 年 12 月 28 日，他给维尔茨堡物理学医学学会递交了一份认真、简洁的论文，题目为《一种新的射线，初步报告》。那时的伦琴对这种射线是什么确实不了解，这也是为什么他在文章中用未知数符号"X"命名这一射线。

1896 年 1 月，伦琴将自己的发现公之于众，引起了巨大轰动，受到了科学界的狂热追捧。几乎所有研究机构的物理学家都开始仿造伦琴的实验设备，重复他的实验。1896年1月23日，伦琴在维尔茨堡大学举行了公开报告会。在报告会上，伦琴演示了X射线拍摄的过程，当一张手骨照片出现后，全场掌声雷动，科学家提议用伦琴的名字命名这种射线，在场科学家无不认同。伦琴射线这一名称至今与X射线通用，"伦琴"后来也成为射线照射量的单位（现已废止）。1901年，首届诺贝尔奖颁发，伦琴因发现X射线而获得首届诺贝尔物理学奖。他将诺贝尔奖奖金捐给了维尔茨堡大学物理研究所，也没有申请X射线的相关专利，这也使得X射线的应用得到迅速发展。X射线在医学影像学中的作用不言而喻。

时至今日，在手术室也经常能看到X射线的应用，比如骨科手术时常需要X射线进行术中定位，血管介入手术也是在X射线、超声、CT、MRI（磁共振成像）等影像设备的引导下完成的。

除了影像学上的应用，在伦琴发现X射线后不久，研究人员就发现了X射线的另一用途。1896年，亨利·德鲁里（Henry C. Drury）等发现患者接受X射线照射的部位出现了湿疹，局部表皮脱落的同时伴有大量脓性分泌物，并且仅局限于受照射部位。既然正常的细胞受到X射线照射后会死亡，那么是不是可以用X射线来照射肿瘤细胞呢？于是，同年，X射线就被用于治疗晚期乳腺癌患者。

除 X 射线外，一些天然放射性元素也被用于放射治疗。玛丽·斯克沃多夫斯卡·居里（Marie Skłodowska Curie，1867—1934 年）出生于波兰，因战争而家境贫寒。作为一名女性，她在当时被沙皇俄国占领的波兰是不被允许上大学的。在姐姐的帮助下，玛丽背井离乡到法国巴黎大学学习物理。靠做家教挣的钱其实并不够支持她的学习和生活，就是在这样吃了上顿没下顿的条件下，玛丽靠着她的才华和努力完成了学业，并且成为巴黎大学第一位女性讲师。在这里，她遇见了皮埃尔·居里（Pierre Curie，1859—1906 年），相同的兴趣爱好以及追求让他们坠入爱河。此后，两人一起工作并开展科学研究。在一项针对沥青铀矿石的放射性物质的研究中，居里夫妇发现这种矿石的总放射性比其所含有的铀的放射性更强。于是，居里夫妇大胆推测该矿石中还含有至少一种未发现过的具有放射性的物质。1898 年 12 月，居里夫妇和同事向科学院提交《论沥青铀矿中含有一种放射性很强的新物质》，称发现新元素 88 号，放射性比铀强百万倍，并将其命名为镭。起初，其他科学家并不相信居里夫妇的推测，除非他们能提炼出镭。然而，这种物质含量很少，原材料沥青铀矿的价格也十分昂贵，居里夫妇无法承担提取的费用。所幸，奥地利政府听闻此事后赠送给他们一吨已提取过铀的沥青铀矿残渣。三年后，居里夫妇成功地提取 0.1 克镭盐，居里夫人因此获得 1911 年诺贝尔化学奖，她也是世界上第一位获得诺贝尔奖的女性，以及第一位两获诺贝尔奖的人。居里夫妇放弃了镭的专利，因为他们认为"镭是一种元素，它是属于全世界的"。

此后，镭被用于恶性肿瘤的放射治疗。受装置的限制，首先使用镭治疗的癌症是容易接触到的体表和体腔肿瘤，比如皮肤癌、宫颈癌，以及直肠癌等。1913 年平奇医生使用镭治疗直肠癌，患者连续 5 天每天使用 6 小时镭后，指检发现肿瘤完全消失了。按照现在的标准，这个病人很有可能达到了完全缓解，但是由于当时评估的手段有限，人们所关注的只是放疗在治疗肿瘤方面有效果，而没有认识到它能够使部分患者免于手术。

第九章

神医华佗

"虚则补之，实则泻之，寒则温之，热则凉之，
不虚不实，以经调之，此乃良医之大法也。"

——华陀

1.

中医外科的故事

　　我家虽然有三个外科大夫，但是我哥哥是中医骨伤科。其实爸爸的心里，对中医还是挺排斥的，因为爸爸自己是国内顶尖大学的毕业生，还上过研究生，身居外科的象牙塔，自然对中医有着自己固执的偏见。只不过，自己的儿子当了中医外科医生，他对中医外科也不那么排斥了。哥哥比我大三岁，他天资聪颖，学习非常优秀。记得当时哥哥到了上小学的年龄，爸爸妈妈对哥哥非常期待。爸爸为了让哥哥考上好的小学，花了两周时间给哥哥反复辅导，为的就是考上我们住家附近的第一实验小学。那个小学就如同现在的重点小学。一直到现在，实验小学还是重点小学。周末，哥哥在爸爸的陪同下，参加了实验小学的考试，哥哥发挥出色，很快被录取了！爸爸非常高兴，逢人便说，我儿子考上了实验小学，语气里充满了骄傲和自豪。哥哥上学后，学习成绩也非常优秀，根本不用父母操心。后来，"文革"来了，一切都变了。哥哥上的实验小学是五年制，当时实验小学主要负责给旁边的师大附中输送优秀人才。哥哥本可以非常顺利地升入师大附中，但是因为"文革"，这个制度已经被废除了，哥哥只得按照当时就近入学的原则，上了附近的一所普通中学。由于哥哥是五年级升入中学，就比其他同学小一岁。在班上，他是年龄最小的学生，有时候会受到同学们的欺负。但是哥哥的学习成绩一直非常好，老师们也非常喜欢这个年纪最小的学生。那个时候，每一个家庭要有一个孩子去乡下插队，哥哥就加入了插队的行列。那时哥哥只有15岁。现在看来，一个15岁的孩子要独立去农村插队是不可能的事情。那个年代，哥哥就随着"上山下乡"的洪流，去了郊区农村，一去就是一年。一到春节前，哥哥就可以回家了。那个年代物资极为匮乏，哥哥从农村插队回家探亲，带着农村的土特产，白薯干、大枣，还有一只老母鸡。作为知识分子的爸爸妈妈，看到正在学习最好的年纪却去农村插队的孩子，心里非常不是滋味儿。

哥哥插队一年半，就有机会回到城里，当了工人。后来遇上了"工农兵上大学"，哥哥因为在工厂表现好，被推荐上了广东省的一所中医学院，从此开始了学医的生涯。中医学院毕业以后，哥哥回到北京，在一家企业医院当上了骨科医生。中医出身，西医骨科，每天做手术的中医医生，在我们国家非常普遍。哥哥后来决定继续深造，考取了中医研究院的骨伤科研究生，真真正正地成了中医的外科医生。虽然是中医骨科，但是干的是西医骨科的工作。他的导师，是我国中医骨科的泰斗级专家，哥哥一直追随他到博士毕业。尽管爸爸对中医有许多偏见，但是自己的儿子获得中医骨科博士也是非常骄傲的。那时正是20世纪80年代，物资并不是那么丰富，哥哥的博士论文做得很辛苦，妻子已经赴美国公费留学，自己还要带3岁的女儿。那个时期没有打印机，电脑也不像现在这么普及。

哥哥的学位论文写得差不多了，只是没有地方去打印，让外面给打印，要很高的费用。怎么办？兄弟我挺身而出，"我来给你手抄本！"我自告奋勇。在中学的时候，我是学习过刻蜡版的。那个年代，学校要搞宣传活动，不像现在能电脑打印，都是用一种蜡做的纸，在钢板上用尖尖的笔手工将字刻上去，当然对写字的要求是比较高的。我恰好有这个特长，我会写一手魏碑。哥哥的论文用的是作文纸，就是那种一个一个方格的纸，每张纸有400个格子。博士论文啊，真的很长。我接了这个活儿，真不知道有那么多，抄得我好辛苦。哥哥最后还是很满意，至少省了外出打印的手工费。物资匮乏的年代，我的辛苦还是真正的"义务劳动"，记得哥哥只是高兴，却没给我任何奖励！哎，血浓于水，亲兄弟能说啥呢？哥哥做饭是好手，我只要求吃他炒的木须肉，最终还是如愿以偿。就这样，中医外科医生中又多了一个博士。

中医"外科圣手"

现代外科学的发展史主要描绘的是西医外科学。事实上，在古老的东方，中医外科也悄然问世，为医学的发展贡献着自己力量。近年来，许多中国医生和史学家致力于考古、校对中国古代的医学书籍和资料，为中医史在世界舞台上的正名做出不懈努力。其中，中医外科史上有一位最杰出的外科医师，在中国乃至世界范围内都赫赫有名，他就是"神医"华佗。巧合的是，华佗出生的年代正是西方医学的鼻祖克劳迪亚斯·盖伦的时代。

华佗（约145—208年），字元化，一名旉，沛国谯县（今安徽亳州）人，东汉末年著名的医学家，被后人誉为"外科圣手""外科鼻祖"，与董奉、张仲景并称为"建安三神医"。直到今天，当我们形容一位医师医术高超时，最高的赞誉就是称他"华佗再世"，可见华佗在我国医学界的地位和影响力。华佗是中国历史上第一位创造手术外科的人，也是世界上第一位发明麻醉剂——麻沸散以及使用针灸治病的先驱者，麻沸散的发明比西方的乙醚麻醉获得成功要早一千六百多年。然而，一千多年来，华佗在外科学界的声誉和地位却历经大起大落，华佗时代也成为中医外科史的分水岭，这又是为什么呢？

华佗所处的三国时期，是中国历史上最动荡的时期之一，军阀割据、战乱频发。当时的中原大地"白骨露于野，千里无鸡鸣。生民百遗一，念之断人肠"（曹操《蒿里行》）、"出门无所见，白骨蔽平原。路有饥妇人，抱子弃草间，顾闻号泣声，挥涕独不还"（王粲《七哀诗》），这些诗句里体现的都是当时战场田间真实的悲惨景象。频繁的战事带来的肢体创伤、饥馑病（营养缺乏）、心理疾病（创伤后应激反应）、传染病等，客观上对更高水平的医疗服务提出了需求，促进了医学理论和实践的快速发展，尤其是实用外科学方面。正所谓时势造英雄，麻醉术、外科手术以及急救医学在此时应运而生。华佗自青年时期开始"以医见业"，正式确立医学为自己的职业和毕生追求。他不仅刻苦读书，而且谦逊好问，四处游学，同时广结善缘，云游各地治病救人，史料称他"游学徐土，兼通数经"（陈寿《三国志·华佗传》），一生中曾到访今陕西、安徽、河北、河南、江苏多地，足迹遍布大半个中国。如果不是救遍中原，华佗就无法成为内外（科）兼修、专擅针灸、悬壶济世的全科医生，不做游医，何来神医？华佗就是在这样日积月累的实践中飞速成长。

此后，华佗主要活动于谯县、徐州、许下等地，其中在徐州停留的时间最久，也有许多行医经历在此，那时的他已然声名鹊起。华佗此时期的经历在西晋著名史学家陈寿所著的《三国志·华佗传》中也有详细记载，其中描述了许多华佗采用的外科操作："有人苦头眩，头不得举，目不得视，积年。佗使悉解衣倒悬，令头去地一二寸，濡布拭身体，令周匝，候视诸脉，尽出五色。佗令弟子数人以铍刀决脉。五色血尽，视赤血，乃下，以膏摩被覆，汗自出周匝，饮以亭历犬血散，立愈。"说的是有个人经常感到头晕目眩，一发作就抬不起头、眼睛也看不见，已经持续好几年了。华佗就让他解开衣服头朝地悬吊起来，用湿布擦拭身体，让学生割开他的血管放出"五色血"，直到血液变成纯红色再将他放下，患者浑身大汗，再让他服下亭历犬血散，他的病便治好了。根据前后文推断，这个患者得的病应当是我们今天所说的高血压。华佗所用决脉放血法和西方崇尚的放血治疗类似，只不过"五色血"是否真实、亭历犬血散的具体成分还有待考究。

另一则病案记录了华佗在麻醉下进行腹腔脏器手术的过程。《华佗传》中记录："若疾发结于内，针药所不能及者，乃令先以酒服麻沸散，既醉无所觉，因刳破腹背，抽割积聚；若在肠胃，则断截湔洗，除去病秽；既而缝合，傅（敷）以神膏，四五日创愈，一月之间皆平复。"说的是发病部位在人体深处的疾病，针灸和药物是无法起效的，华佗就让患者先用酒冲服麻沸散，待其醉倒没有知觉后，华佗就开刀划破他的腹部或背部，将病灶积聚的部位切除；如果病灶在肠胃里头，就切断这段胃肠道，灌洗以去除其中的病灶，再把肠子接回去；最后给患者缝合伤口，敷上药膏，四五天患者的伤口就愈合了，一个月之内就痊愈了。这个手术过程和我们今天所做的胃肠道肿瘤的根治术多么相似！

只不过，我们今天就不再将有病灶的肠子接回去了，而是将剩余没有病灶的肠管直接吻合，而华佗早在一千多年前就进行了这样的手术操作，可谓世界外科史的先驱。关于麻沸散，也有大量的学者做过研究，不幸的是，确切的药方已然失传。然而，由于当时的人体解剖知识极不完善，感染问题也无法解决，胸腹腔外科手术引起的死亡几乎不可避免，因此华佗本人对外科手术的态度极为谨慎，不到万不得已不会施用。所以，外科手术此后并未成为主流和常规的诊疗方法，也受到了多方质疑，逐渐被以方剂和针灸结合为主的内科诊疗体系所取代，华佗时代也成为中医外科发展的分水岭。

除了神奇的外科手术，华佗在针灸方面也有突出贡献。《三国志·华佗传》中描写华佗行针迅捷："若当灸，亦不过一两处，下针言'当引某许，若至，语人'。病者言已到，应便拔针，病亦行差。"说的是他一般只针一两个穴位，提前告诉病人针感会达到什么地方，病人恢复之后他就拔出针来，病人的病也就立即好了。华佗在针灸学方面的贡献不止临床实践。奇穴之一的夹脊穴，本名便称作华佗夹脊穴，是一组华佗首创的穴位，一般认为定位于背部脊柱正中线旁开 0.5 寸，针第 1 胸椎到第 5 胸椎，主要治疗呼吸系统和循环系统疾病；针第 6 胸椎到第 12 胸椎，主要治疗脾胃、肝胆的消化系统疾病，具有确切的临床功效。针灸诊疗体系的效用在国内外医学界也已经取得广泛共识，是中医走出国门、得到世界认可的重要方面。

现在论及养生，大家都知道科学的保健方法一定要结合适当的运动，而早在一千多年前，华佗就已经开始提倡运动养生，是中国古代医疗体育的创始人之一。文献记载，华佗通晓养生之术，提倡"人体欲得劳动，但不当使极尔，动摇则谷气得消，血脉流通"的养生观，并创造出了一套模仿动物形态的保健体操——"体有不快，起作一禽之戏，怡而汗出，因以著粉，身体轻便而欲食"。说的是打了一套戏后血液循环加快，仿佛武侠小说中描述的任督二脉被打通了，疲惫不适之感随着汗液一起蒸发出去，不仅通体舒适，而且食欲大增、胃口大开，吃嘛嘛香！华佗创造出的这套保健体操就是著名的五禽戏，此后不断演变、传承，对我国健身运动的影响非常深远，直到今天还在广泛使用。

华佗在《庄子》中记载的二禽戏（熊经鸟伸）的基础上创编了五禽戏，"五禽"分别代表虎、鹿、熊、猿、鸟。南北朝时期，陶弘景在其所著的《养性延命录》中不但对五禽戏的具体步骤和动作要领进行了详细地描绘，而且提出了五禽戏的锻炼原则——"任力为之，以汗出为度"，就是提醒大家量力而行，做操做到发汗的程度就可以了，过犹不及。这也和现代健身

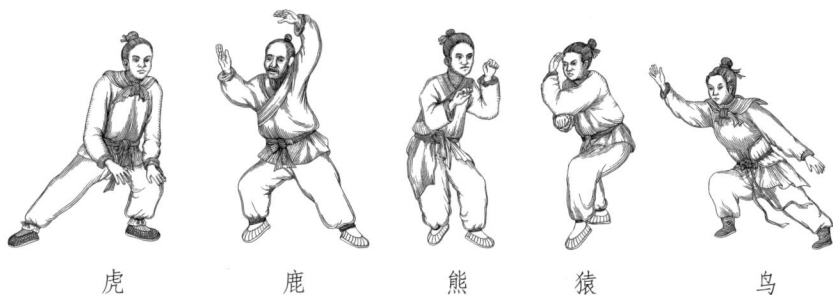

| 虎 | 鹿 | 熊 | 猿 | 鸟 |

五禽戏示意图

的理念类似：适度运动有益健康，过度运动弊大于益。有不少研究指出，五禽戏对于改善国民尤其是中老年群体的心血管功能、平衡功能、骨关节炎症状，甚至心理健康状况都有积极的促进作用。现在五禽戏已经与时俱进，有了多个新编版本，是一套兼具趣味性、实用性的保健体操。

华佗一生诊治无数平民百姓，也救过众多达官显贵，悬壶济世、一视同仁，却没有寿终正寝，令人惋惜。华佗确切的死亡原因一直存疑。据《三国志》记载，华佗晚年因卓越的医术声名远扬，传到了彼时还是汉相的曹操耳朵里。那是曹操刚在中原崛起之时，他却得了一种十分顽固的"头风"，每次发作时都头痛难忍，前前后后寻觅了许多良医诊治，都不见效。听说华佗医术高明，曹操就请他医治自己。华佗只给他扎了一针，他的头痛就立刻停止了。于是，曹操想让华佗留在自己的府上，专门为他治疗头风。华佗说："此近难济，恒事攻治，可延岁月。"意思是，您的病短期内很难治好，即使长期治疗，也只能尽量延长生存期。曹操心想，华佗能治好我的病却要卖关子，是想借此抬高自己的身价，因此并没有立即答复他。于是，华佗托词说收到家书，要回家几天，到家后又说妻子有病，一去不还。曹操派人前去查看，发现华佗的妻子并未生病，于是依照汉律，以"欺骗罪"和"不从征召罪"判处华佗死刑。一代传奇就此落幕。

纵观华佗一生，他在疾病预防、治疗、康复、保健等各方面的认识和应用水平，都是超前的、进步的、科学的，代表当时中医学的最高水平。他在掌握理论知识的基础上进行了大量的临床实践，留下了丰富的著述，可惜因为当时战乱频发，并未留存下来。待人，他清高简朴、不尚权贵；做事，他细致严谨、大胆突破；治学，他刻苦严谨、不辞辛劳；传业，他弟子众多、授业解惑。华佗在医术、医德、为人、处世等各方面，都是当代医者的楷模。

3.

奇迹换新颜

千余年前，华佗就曾用开腹手术挽救过胃肠肿瘤患者的生命。千余年后，这样的故事和奇迹仍在上演。

一个女病人，四十多岁，肠癌肝转移，合并肠梗阻，已经二次手术了。病人没有结过婚，和父母住在一起。知道自己的女儿是癌症晚期，老两口坚决不放弃任何机会，用了所有肠癌可以用的药。这次住院又有肠梗阻，病人每天肚子疼痛难忍，生活质量极差。病人找到我们的医生恳求："大夫，我就希望我能吃点东西，就希望我能肚子不痛了。"开始，我们没有收她住院，后来这对父母恳求我们，希望给她做个肠造瘘就行，让她能够少受点罪，能吃口饭！医生在手术室里发现，梗阻的是一段小肠，大家一起商量，觉得可以帮助她切除病灶，这样既切除了肿瘤，还解决了肠梗阻。正如华佗所做的"……断截湔洗，除去病秽；既而缝合……"但是，这个计划超出了原来的预期，原计划只是个简单的造口术，我刚好经过这个手术间，他们就让我过来看看。我开始也犹豫，这个病人如果只做造瘘，可能也就再活几个月；如果我们能切除这个肿瘤，病人或许能够多活一段时间。况且，我们真的很为她的父母感动，每天陪着自己的女儿，一刻也不愿意放弃。他的父母和我们说："我们知道孩子是晚期，但是我们希望您能救救她，哪怕是延长一天，我们都愿意！如果孩子不行了，我们愿意把她的遗体捐给你们做医学研究！"同事在手术台上和我叙述了这些，让我非常感动。我下定决心，帮她最后一搏！经过努力，我们把她的肿瘤切掉了。当然，肝脏转移没法切了。但是，腹腔的病灶我们清除得还是可以的，解决了梗阻和腹痛的问题，还重建了消化道，可以解决她的吃饭问题。她的父母看到我们切除的标本，非常激动，连声感谢。做医生的，这时候我们感觉到自己和病患是一家人，我们为她的处境感到惋惜，也为她的疾病做出努力，拿掉她的病灶，我们和家属一样开心！我们在无影灯下的努力，使一个个生命在我们手中得到延续，我们感到由衷的高兴。那天的四台手术结束了，这个病人手术的完成是意外的收获！对病人还是对我们都一样。愿我们的努力给病人新的希望，哪怕这种希望是暂时的，可能并不那么久远，但是只要她不痛了，能吃点东西，这对她来说也是最大的帮助。谁知道她还有多长时间呢？只愿她的父母能和她有多一点时间在一起，享受拥有女儿的美好时光。

华佗生活在军阀混战、疫病横行的东汉末年，民众日日生活在水深火热之中。华佗身怀大才，而他不愿做官，不慕金银，四处奔走，只为受压迫、受剥削的人民解脱疾苦。"从患者的角度出发，设身处地为他们着想"的大医精神流传至今，且将永远延续。

第十章

外科大师霍尔斯特德

"当外科医生回顾其早年职业生涯时，很难说清楚是磨难盖过成就，还是成就盖过磨难。"

——*John Blair Deaver*

外科医生成长史

外科医生的培训至关重要。俗话说，"师傅领进门，修行靠个人"。外科医生的成长，有规范的培训计划，有全国统一的规范化培训标准。我做外科医生起步的时候，这种制度还远没有建立起来。外科医生的手术技术是"一刀一刀"开出来，"一刀一刀"练出来的。平时怎么讲理论都可以，一上了手术台，遇到肿瘤的切除，你如果心里没有底，老大夫让你操作你也不敢！为什么？巨大的肿瘤，后面是什么？血管在哪个方向？你如果打开了，出血了，该如何应对？这些都是"硬"功夫，不敢做就是不敢做，一旦出了血，那后果不堪设想。胰腺癌是我们普通外科最大的手术，外科医生如果能够独自完成胰十二指肠切除术，那就标志着这个外科医生已经达到技术的顶点了。我当住院总医师的时候，遇到过一个胰头癌的病人。胰腺位于腹部的后腹膜，就是紧贴脊柱的腹腔的后面，有一层腹膜把胰腺固定在脊柱前面。胰腺特别是胰头的手术，需要同时切除腹腔的大部分组织和器官，包括胆囊、部分胆管、部分胃，还要切除部分小肠，然后要进行重建。说白了，胰头部位就像一个四通八达的交通枢纽，这个地方出了问题，就如同拆除一个复杂的立交桥，技术难度可想而知。作为外科医生，一般有一个阶段是手术技术的上升期，做的手术越来越多，技术也相对成熟，开始觉得自己什么手术都可以做了，因此就会特别想挑战胰头癌的根治手术。记得我的上级医师，主治医师C，做了许多手术，开始觉得自己"无所不能"了。于是，这次他要独自挑战胰十二指肠切除术。按照我们医院的常规，他这个年资是不允许独立做这个手术的。这个C主治有自己的小心思。他的上级医师这天要去学校开会，主治找我说："明天安排23床手术。"我听了，想也没有想就说："明天H老师不在，去学校开会。"主治有些不快，心里想：你小子是说，我不能做这个手术？我一看主治有点不高兴了，心想：你能不能做这个手术是有规定的。尽管你最近手术技术有了进步，还是要按照规矩办啊！虽然心里这样想，还是好言相劝："C哥，明天上午领导去学校开会，我也知道您想做这个手术，我们就安排第二台，万一手术有什么问题，领导也能回来帮我们。您说呢？"我采取了个折中的办法。C主治听了以后，觉得可以。其实，他就是想证明，他现在手术技术已经成熟了，老大夫不在他也能完成这类高难度的手术。事实上，每一个外科医生的成长过程中，都有一个大致相同的技术训练轨迹，做了一段时间，都有一种我自己"无所不能"的感觉。但是，许多人在这个"大胆妄为"期遇到不顺利的手术，就会突然陷入万念俱灰、"自己不成"的怪圈，从此一蹶不振，只能做些小手术，遇到大手术可能就落荒而逃了。师傅们经常说有些外科医生"没有练出来，废了"。

按照C主治的要求，我安排了第二台手术。一般来说，第二台手术要等到第一台手术结束，大都要等到十一点左右。我的小心思是别出事，手术晚点开始，万一C主治手术不顺利，领导也回来了，可以帮他。我们是小大夫，出了问题，我们帮不了C主治啊。这天真是凑巧，第一台手术原计划做直肠根治术，结果病人腹腔都是小米粒样的转移灶，我们只好放弃，所以手术很快就结束了。九点半，第二台手术就开始了。C主治抑制不住内心的激动：今天真是"天助我也"，第一台这么早就结束了，我让他们看看，我可以独立地完成胰十二指肠切除术！手术进行得比较顺利，病人由于黄疸时间长，他的胆总管扩张得比较厉害（扩张得厉害，手术就更容易，因为扩张的胆管管径大于1厘米时，手术吻合就好做得多）。C主治的手术操作非常精准，没有一点儿出血！他的内心非常高兴，手术越做越顺利，关键的部分就要到了——离断胰头的组织，特别是胰钩突的部分。这个地方的手术操作为什么危险呢？因为腹腔最粗的静脉——肠系膜上静脉和脾静脉合成的门静脉，壁薄质脆，稍不小心就会引发大出血！

　　C主治前面的准备工作都很充分，但是后来，他发现肿瘤和门静脉关系不清，是否有侵犯看不清楚。C主治开始有点犹豫了，我在一旁看得心惊肉跳，觉得还是等领导回来再做吧！于是我就建议说："C哥，主任快回来了，我们问下他是不是回来了？"C主治有点不高兴了，"你觉得我处理不了？""我没那个意思，只是这地方看着有点危险。"C主治并没有停下来，一点一点地用电刀分离着与门静脉粘连的肿瘤。"呼"地一下子，只见C主治的电刀头下，一股鲜红的血喷涌出来，整个手术视野全部被血盖住！C主治说了一声"不好！"赶紧用手指掐住出血的静脉，由于用力过猛，局部的静脉被撕裂的部分更大了，血一下子灌满整个腹腔。"快点吸！赶紧再加一个吸引器！"C主治的声音开始颤抖，紧握出血静脉的手开始抖动着！这是我们外科大夫最害怕的事情！遇到大出血，上级医师又不在！C主治和护士说，"赶紧给病房打电话，叫主任过来！"手术室里的气氛一下子紧张了起来。麻醉师和护士也停止了交谈，时刻观察病人的血压和心率。

"L大夫，看看有没有备血，赶紧取备血，给病人输上！"C主治说。

"C大夫，找病房哪个主任啊？"护士问。

"谁都行，我哪知道谁在，快点！"C主治真的着急了。此刻病人的血压开始下降，麻醉师一直在问，"C大夫，您那儿还出（血）吗？病人血压开始下降了！""尽快取血，你们先别动。病人血压不稳，怕心脏灌注不足会导致心搏骤停！"麻醉师说。C大夫此时脸色惨白，满脸出汗，一旁的护士赶紧给他擦擦汗，否则汗珠子落到手术区域就会造成污染。时间一分一秒地过去了，我们停止了所有操作，吸干了术野的出血，只见C大夫手下的纱布还是鲜红的，不时地有鲜血渗漏出来，但是不是那么急了。我们都知道，门静脉出血，要及时控制，不能让它形成血栓，否则肝脏的血液供应就会受到影响，引发肝功能衰竭。一切的治疗都是矛盾的。"主任来了！"不知哪个护士喊了一声。"啊！"手术室里的所有人都好像看到了救星。主任在这方面是国内知名的专家，刚刚开完会回到医院，就听说手术室里有情况。主任走进手术室，大家看到主任坚定的步伐，顿时觉得有了希望。

"什么情况？"主任问 C 大夫。

"主任，钩突的部分和门静脉有点粘连，我分的时候门静脉出血，出得挺多。您赶紧上来吧！"C 主治再也顾不得自己的面子了。这个时候的外科医生，就是得实事求是，不能解决的问题就一定要叫上级医师。主任刷手上台，我们准备好两个吸引器，C 主治轻轻松开手指，血还是汹涌而出。主任经验丰富，事前就让护士准备好了无创血管钳，看准出血的血管，主任一把钳子稳准狠地夹住了出血的静脉！所有的人都松了一口气。主任和护士要了无创的血管缝线，一针一针地缝了起来。十五分钟后，松开钳子，门静脉被撕裂的血管被修复好了！此刻，病人的血压开始恢复，所有人都如释重负。

其实，每一个外科医师都经历过这样的手术，都经历过惊心动魄。但是，只有在这种磨炼中才能成才！C 主治从此更加谨慎，而且后来成了国内知名的肝胆外科医师！

2.

现代外科领路人

　　做了将近四十年的外科医生，一个偶然机会，我读到外科领域顶级杂志《外科学年鉴》（*Annals of Surgery*）于 1997 年发表的一篇纪念美国外科学先驱威廉·斯图尔特·霍尔斯特德（William Stewart Halsted，1852—1922 年）的文章后，深深地被霍尔斯特德富有传奇色彩的一生所感动，受教颇深，感触良多。这篇文章，把我们带回了一百多年前的美国，让我们从历史的长河中，再一次领略了这位外科学先驱对这个学科的贡献。他对世界外科学的发展、对外科医生培养体系的建立，以及对外科学本身所做出的令人难以忘怀的、里程碑式的创新和引领，铸就了当代外科学金字塔坚实的理论和实践根基。同时，在 21 世纪的今天，外科学的发展正经历着信息时代赋予我们的史无前例的技术变革和创新。中国的外科医生们正紧跟国际新技术潮流，部分领域的技术同步与某个领域的赶超更成为我们新一代外科医生对外科技术近乎狂热追求的动力。我突然感受到，在我所经历的三十多年的外科生涯里，几乎没有人给我们讲过外科学的发展历史，从执业的一开始，我们就把手术刀看成是外科的全部，全身心地投入学习钻研外科技术的历程中，享受技术带来的进步与快感。时代在发展，我们总是担心被时代所抛弃，总怕被认为"落伍了"，因此拼命追赶。然而，当我们静下心来，仔细想想，我们真的应该重新学习一下外科学的发展史，了解一下我们的祖先如何从没有受过高等教育的理发师和江湖游医变成解决临床疾病的主力军。多少年来，外科医生永远是忙碌的。我们甚至没有时间或从没有审视过什么是外科学。从没有人，包括我们自己，也没有给我们的学生系统地讲授过外科学的发展历史、外科学的前世今生，对我们所从事的事业、职业并没有更深的思考和了解，不知道历史上我们所从事的事业曾经发生过什么，外科学又是如何走到今天的，我们好像只是全世界公认的这个职业的从业者，却并不了解这个职业本身。其实，这是一件非常令人担忧的事情。历史是一面镜子。在时代发展的滚滚洪流中，我们有必要重温外科学的历史，了解外科学的过去，认识外科学的初心是什么。让我们从外科学先驱霍尔斯特德的传奇一生，走进历史，了解我们所从事的外科学事业。虽无惊心动魄，但也荡气回肠，一个世纪这样走过，给我们留下深深的思考。

霍尔斯特德是美国历史上，也是世界外科学历史上最有影响力的外科学家之一。他对外科学的贡献是多方面的：从外科技术层面的甲状腺手术、乳腺手术，到麻醉学、解剖学、病理学、细菌学和生理学都有深厚的学术造诣和创新的贡献，他发明了肠吻合手术——黏膜下吻合技术，并且在腹股沟疝手术等方面都有涉猎和贡献。霍尔斯特德将外科学从理发师、江湖游医所从事的简单的仅为维持生计的技术操作，上升为具有完整的理论体系、技术技能体系，并有一大批受过顶尖大学教育的高级人才从事和成就的崇高职业。他是美国外科医生培训体系的倡导者和缔造者，他前瞻性的学术韬略、高超的学术造诣、对科学研究的渴望，以及忧国忧民的家国情怀，使其成为世界外科学界的先驱和殿堂级的学术泰斗，是全世界外科医生不能忘记的人物。

霍尔斯特德于 1852 年出生于纽约市，是威廉·米尔斯·霍尔斯特德（William Mills Halsted）爵士和玛丽·路易斯·路易莎·海恩斯（Mary Louis Louisa Haines）的四个孩子中最大的一个。霍尔斯特德的父亲是一家进口家族企业的

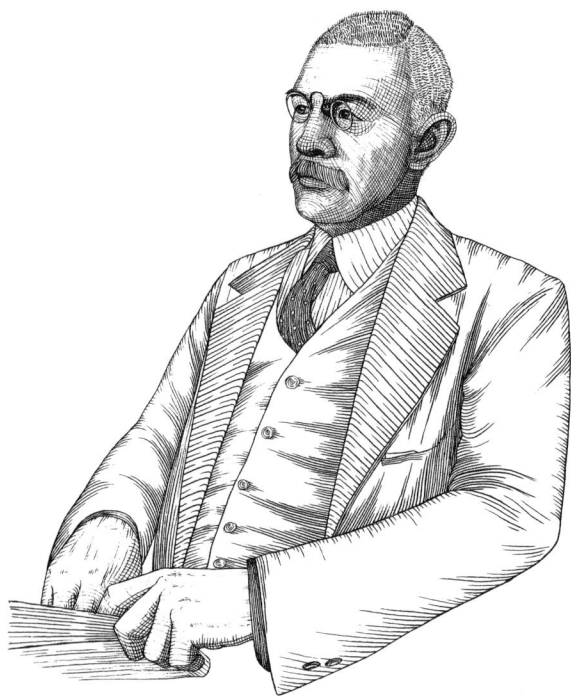

威廉·斯图尔特·霍尔斯特德

（William Stewart Halsted, 1852—1922 年）

负责人，这家公司很成功，因此霍尔斯特德在十分
优越的家庭环境中长大。霍尔斯特德的父亲不仅是
一位成功的商人，而且是纽约医院和布卢明代尔精
神病院（Bloomingdale Insane Asylum）的董事，也
是纽约市立学院（College of the City of New York）

和哥伦比亚大学内外科医师学院（Columbia University College of Physicians and Surgeons）的董事会成员。霍尔斯特德从小受到良好的家庭熏陶，像所有那个时代的青少年一样，充满了对知识的渴望和向往。霍尔斯特德的大部分早期教育是在家庭教师的指导下完成的，直到10岁时，他被送到马萨诸塞州的一所私立学校。1870年，霍尔斯特德进入耶鲁大学学习。在大学里，霍尔斯特德参与了许多体育和社交活动。他是一个出色的运动员，是棒球队的游击手，也是耶鲁棒球队的队长，同时也是一个相当好的美式橄榄球运动员。大学期间，霍尔斯特德展示出广泛的兴趣爱好、充满激情的社交能力，奠定了后期对外科事业做出特殊贡献的基础——善于观察，勤于思考，动手能力更强，善于融会贯通。

在耶鲁大学的最后几个月里，霍尔斯特德阅读了解剖学和生理学的课本，对医学产生了兴趣，并参加了耶鲁医学院的讲座和诊所的部分工作。1874年从耶鲁大学毕业后，霍尔斯特德进入内外科医师学院学习。在那里，霍尔斯特德表现出色，开始潜心研究医学。在贝尔维尤实习的那一年，霍尔斯特德的大部分时间是在病房里度过的，虽然他也在一些外科手术中当过助手，但主要是一些涉及创伤的小手术。大约在这个时候，李斯特访问了美国，并且带来了无菌操作技术。贝尔维尤的一些外科医生接受了这个技术，但大多数人仍然不接受。霍尔斯特德对那些进行无菌操作的外科医生所取得的良好手术效果印象深刻。1877年，在实习快结束时，霍尔斯特德参加了医学学位考试，并最终进入全班前十名。排名前十的学生又被邀请参加了一场论文比赛。比赛结果在毕业典礼上宣布，霍尔斯特德得了奖，成绩也在班上名列前茅。

　　1877年从医学院毕业后，霍尔斯特德获得了纽约医院住院医师的职位。在那一年里，霍尔斯特德在医学理论知识和外科手术知识方面都积累了丰富的经验，并做出了他对医学的第一份贡献。他设计了医院病历，追踪记录病人的体温、脉搏和呼吸，至今世界上几乎所有的医院仍在使用。在担任纽约医院住院医师的最后一年，他遇到了威廉·亨利·威尔奇（William Henry Welch，1850—1934年）医生。当时，威尔奇医生是贝尔维尤医院的病理学家，他也将成为霍尔斯特德一生的朋友、顾问和导师。

　　霍尔斯特德在贝尔维尤医院实习了一年，毕业后又在纽约医院当了一年的住院医师，在这期间，他接受了美国所有的正规医学培训。当然，那时的任何一家医院都没有为年轻的医学毕业生在内外科或其他专业领域的职业生涯做准备的项目。在这一点上，霍尔斯特德做了许多年轻的美国医学院毕业生能做的事情：他去了欧洲，进行了一段时间的见习和研究。第一年的大部分时间是在维也纳和汉斯·基亚里（Hans Chiari，1851—1916年）学习病理学，和埃米尔·扎克坎德尔（Emil Zuckerkandl，1849—1910年）学习解剖学，他还加入了克里斯蒂安·阿尔伯特·西奥多·比尔罗特（Christian Albert Theodor Billroth，1829—1894年）和海因里希·布劳恩（Heinrich Braun，1862—1934年）的手术诊所。或许，他在欧洲的第一年中最宝贵的经历是和比尔罗特出色的助手安东·沃弗尔（Anton Wölfler）和冯·米库利奇（von Mikulicz）成为朋友，这份友情在他的人生中一直得以延续。1879年春天，他离开维也纳，前往维尔茨堡，和鲁道夫·阿尔伯特·冯·科利克（Rudolf Albert von Kölliker，1817—1905年）学习胚胎学，在德国维尔茨堡跟随斯托尔学习组织学，并加入了恩斯特·冯·伯格曼（Ernst Von Bergmann，1836—1907年）的手术诊所。此外，他还在哈雷加入了福克曼诊所（Clinic of Volkmann）。他在汉堡待的时间很短，并到外科医生马克斯·舍德（Max Schede，1844—1902年）那里见习。另外，在基尔，他去弗里德里希·冯·埃斯马奇（Friedrich von Esmarch，1823—1908年）那里进行了见习。霍尔斯特德于1880年秋天回到纽约市，至此，他完成了在国内和国外的学习与训练，准备开始他的外科医生生涯。

事实上，这个时期是外科学"知识爆炸"的时代，外科学的发展得益于麻醉和抗菌技术的出现。正是麻醉的出现，使外科手术得以有序地、在符合病理生理基础的精细操作下顺利进行。霍尔斯特德是最先接受李斯特的抗菌技术的外科医生之一。由于有了麻醉和抗菌技术，霍尔斯特德强调外科医生的精细操作，一改在此之前外科医生快速、粗糙甚至野蛮的技术操作，将外科技术升华为具有科学内涵、强调以解剖学和病理生理学为基础的、最大限度保留组织器官的精细化技术操作，奠定了我们现在提出的"精准外科"的原始雏形和技术要求。

这一时期，霍尔斯特德在纽约市开始了他的外科医生生涯。细菌学、胚胎学和组织学正在蓬勃发展。对解剖学和病理学的研究也已经很成熟。生理学对外科手术的重要性即将得到重视。全身麻醉在30年前就已经被采用，但是它的优点以及重要性还没有被认识到。李斯特提出了无菌操作的概念，德国的外科医生发明了止血的手术器械，但这两种方法在当时的美国都没有被普遍接受或使用。因此，美国现代外科手术的开展需要建立在麻醉控制疼痛、器械止血和无菌操作防止感染的基础上，而这一切都有待一个充满活力、创新精神和无私奉献精神的人来将其提升到一个新的高度。许多人有这个机会，但只有霍尔斯特德抓住了机会。

1880—1886年，霍尔斯特德在纽约市度过了他职业生涯中最充满活力的6年。他加入了罗斯福医院，并在那里组织开办了每周7天的早间门诊。门诊开办得非常成功，一年后，罗斯福医院的董事专门为门诊部建了一座新楼。霍尔斯特德还加入了内外科医师学院，担任解剖学助理演示师。此外，霍尔斯特德还被任命为布莱克韦尔岛慈善医院的客座医生和沃德岛移民医院的首席外科医生。由于霍尔斯特德的工作很忙，他在慈善医院的手术一般都在晚上进行。霍尔斯特德同时也是贝尔维尤医院的一名客座医生。因为担心贝尔维尤医院没有条件实施无菌操作，霍尔斯特德说服慈善专员为他专门设立了一间手术室。那是建在医院内的一个帐篷状建筑，花费1万美元，其中部分费用由霍尔斯特德的家庭成员负担。这间手术室使得霍尔斯特德能够在美国和欧洲的大多数外科医生都不认可的情况下进行无菌手术。此外，霍尔斯特德还在长老会医院担任客座医生。除这些工作外，他还在钱伯斯街医院治疗外伤病人。正是在这家医院里，他第一个为病人进行了自体输血。有些人因为吸入可燃气体而发生了一氧化碳中毒，霍尔斯特德将他们的血液抽出，在空气中摇晃血液使其释放一氧化碳，然后将血液输回病人体内。

除了在医院的工作，霍尔斯特德还组织了一次私人测验。当时在内外科医师学院，常规的教学课程并不能使学生为通过期末考试和毕业做好充分的准备。因此，医学院的教学将教师组织的小测验作为补充，大约65名学生参加了霍尔斯特德的测验。霍尔斯特德和他招募的其他几名教员带着学生去查房，给他们讲课，并给他们做解剖学和病理学方面的演示，威尔奇医生负责病理学。霍尔斯特德的测验是纽约市最受欢迎的，他的学生在班上一直名列前茅。在他职业生涯的这个阶段，霍尔斯特德被他的学生看作是一位鼓舞人心、充满魅力的老师。因此，他在纽约市当外科医生的事情很快就传开了。他被人们认为是一名大胆且具有独创精神的外科医生。正如他的工作量所体现的那样，他是一个精力充沛、不知疲倦的人。

霍尔斯特德作为外科医生的名声越来越好。1882年，他被召唤去探望病重的母亲，通过检查，他发现母亲出现右上腹部疼痛并伴有轻微黄疸。凌晨2点，在母亲的家里，他对母亲进行了胆囊造口术，从她满是脓液的胆囊中取出了7颗胆石。霍尔斯特德认为这是在美国进行的最早的胆石症手术之一。在回到纽约的最初几年里，霍尔斯特德完成了一些论文，并定期出席纽约外科学会会议发表研究成果。

1884年10月11日，当霍尔斯特德阅读了海德堡眼科会议上亨利·诺伊斯（Henry D. Noyes）医生的报告以后，他的事业发生了翻天覆地的变化。报告中提到，此次眼科会议中最值得关注的事件是进行麻醉演示时，用2%的氯化可卡因溶液滴眼可以在角膜和结膜上发挥奇妙的麻醉作用。在报告的总结中，诺伊斯医生预言："这种物质的某些特征仍有待研究，在这一发现中既有辉煌的一面，也有黑暗的一面。"在阅读了这份报告后，霍尔斯特德很快获得了可卡因[①]，并开始在自己、同事和医学院学生身上进行一系列实验，促进了局部麻醉和区域麻醉的发展。通过一系列巧妙的实验，霍尔斯特德证实几乎人体的每一根周围神经都可以注射可卡因，从而使其末梢分布的区域完全被麻醉，使病人对手术操作变得不敏感。这些实验引起了牙医们的极大兴趣，1922年，就在他去世前不久，美国牙医

---

① 最早应用的局麻药是从南美洲古柯树叶中提取的生物碱可卡因，由于其麻醉效果好、穿透力强，主要用于表面麻醉，但因其毒性强，注射使用具有成瘾性，故受到严格限制。1904年根据可卡因的化学结构特点，人工合成了低毒性的普鲁卡因。1943年新一代局麻药利多卡因诞生，目前已经成为临床上应用最多的局麻药。

协会确定霍尔斯特德是第一个证明局部神经浸润可能具有麻醉作用的人。不幸的是，在这些实验过程中，霍尔斯特德和他的几个同事染上了毒瘾。霍尔斯特德发表的唯一一篇关于局部麻醉和区域麻醉的文章于1885年在《纽约医学杂志》（New York Medical Journal）上发表。到1886年初，霍尔斯特德已经丧失了行动能力，以至于他暂停了工作，此后被送往美国罗得岛州普罗维登斯的巴特勒医院，在那里，他接受了戒除可卡因的治疗。

1886年12月，霍尔斯特德来到巴尔的摩，和威廉·威尔奇一起住在他的公寓里。威尔奇在那年早些时候托马斯·迈克布莱德（Thomas McBride）去世后便成为霍尔斯特德最亲密的朋友和知己。霍尔斯特德开始在威尔奇的实验室中工作，并与其他年轻科学家合作，其中最著名的是解剖学家富兰克林·玛尔（Franklin Mall）。可能正是玛尔让霍尔斯特德产生了对肠道的吻合应该在黏膜下层而不是肌层进行的想法。仅仅花费三四个月进行了一系列实验后，霍尔斯特德发现，肠壁的张力主要由其黏膜下层维持，任何肠道吻合术中缝合线都应穿过黏膜下层。1887年4月5日，他在哈佛大学医学院首次正式发表了这项研究成果。为了证明他的观点，霍尔斯特德使用了新鲜的犬肠进行实验。他首先用针仅仅穿过肌层对肠管进行吻合，这样吻合的两段肠管只需很小的力就会被拉开。然后，他用穿过黏膜下层的缝合线将肠管吻合在一起，这样吻合的两段肠管会较之前更加紧密地结合，这一吻合方法被称为霍尔斯特德黏膜下肠吻合术，直至今日仍在胃肠外科领域广泛应用。霍尔斯特德与威尔奇共事几个月后，于1887年在美国马萨诸塞州波士顿的哈佛医学院发表了一篇论文，不久后重新住进了巴特勒医院以接受进一步的治疗。他在那里住了9个月，于1887年12月出院。1888年，霍尔斯特德回到巴尔的摩，继续进行他的实验，也开始接诊病人和做手术。在此期间，他的许多实验研究都是关于甲状腺的。

霍尔斯特德对外科最重要的贡献在于他引进了一个培训年轻外科医生的体系。在1889年约翰·霍普金斯医院开业之前，美国还没有正式的外科医生培训体系，所有的外科医生都是通过学徒或自学的方式练成的，很少有人在医院里待过1年或2年以上。霍尔斯特德引进了一个体系，在这个体系中，医学院毕业生进入一个由大学赞助、以医院为基础的外科培训项目，在几年的时间里，他们的学习任务一点点增加，逐渐成长为精通解剖学、病理学、细菌学和生理学的年轻外科医生。这一体系的最后一段时间几乎完全需要学生进行独立自主的实践。这种训练外科医生的体系逐渐被应用到巴尔的摩的其他医院，最终遍及整个美国。霍尔斯特德引进的这种训练外科医生的体系，可能比其他任何进步都更能让美国处于世界外科学的前沿。

约翰·霍普金斯大学于 1876 年成立时，是第一所主要强调研究生教育和研究的美国大学。13 年后的 1889 年，约翰·霍普金斯医院成立，4 年后约翰·霍普金斯大学医学院也成立了，均十分重视研究生教育和研究。约翰·霍普金斯医院的详细规划及其建设是在约翰·肖·比林斯（John Shaw Billings）博士的设计与监督下完成的。比林斯博士是美国陆军医疗队的一名中校，在公共卫生领域，他是一名杰出且权威的专家，而且被认为是最早的医院建设和管理专家。比林斯还策划并监督过纽约公共图书馆的建设。他是外科医生办公室图书馆（Library of the Surgeon General's Office）的创始人，也是那里的图书管理员，并因编写了后来成为《医学索引》（Index Medicus）的 Index Catalog 而受到人们的赞誉。比林斯对医学教育有着强烈的感情，他与威尔奇医生在约翰·霍普金斯医院最初的教职员工遴选中起了重要作用。威尔奇于 1884 年被任命为病理学主任，1893 年约翰·霍普金斯大学医学院成立时，他被任命为首任院长。1889 年，威廉·奥斯勒（William Osler）医生被威尔奇和比林斯聘为第一任内科学主任。而正是奥斯勒说服了威尔奇，让他相信霍华德·凯利（Howard Kelly）是首位妇科主任的合适人选。本来外科主任的第一人选是威廉·麦克尤恩（William Macewen）爵士，他是格拉斯哥大学的外科学教授，但因他对董事会提出了院方无法满足的要求，后来威尔奇医生和比林斯博士便推荐了霍尔斯特德。当约翰·霍普金斯医院成立时，霍尔斯特德被任命为外科副教授、药房主任外科医师和医院代理外科医生。显然，这些职位对霍尔斯特德来说是"低就了"，因为董事会仍然担心他的毒瘾没有治愈。霍尔斯特德对腹股沟疝和乳腺癌的治疗做出了杰出的贡献，人们认为他已经克服了对药物的依赖。奥斯勒写了一封信给校长，支持对霍尔斯特德的任命，他说："霍尔斯特德在外科手术方面做得很出色，我觉得他在大学和医院的任命是很安全的。"1890年，霍尔斯特德被任命为医院的主任外科医生。1892年，他被任命为外科教授。

在接下来的30年里，直到1922年去世，他一直担任约翰·霍普金斯医院的外科主任以及约翰·霍普金斯大学外科学系教授和主席。霍尔斯特德这一时期的创举在美国外科界永远不可复制。除了在治疗腹股沟疝、预防和治疗乳腺癌局部复发的外科手术中所做出的创举，他还在美国第一个开展了胆总管切开术。此外，霍尔斯特德于 1898 年 9 月成为世界上第一个成功切除壶腹周围癌的外科医生。1901 年，他和奥佩一起在胆源性胰腺炎的发病机制方面做出了重大贡献。霍尔斯特德因在胆道手术、壶腹周围癌、胰腺炎，以及首次引进安全肠吻合方法等方面的贡献，被很多同行称为"美国消化道外科之父"。霍尔斯特德在血管外科手术方面同样有自己的贡献。他是第一个结扎锁骨下动脉并实施锁骨下动脉瘤切除的外科医生，并且开创性地使用近端结扎的方法治疗腹主动脉瘤，他对动静脉瘘的兴趣和所做的工作使他成为早期血管外科的先驱之一。此外，他是第一个在处理长骨骨折时使用钢板和埋入式螺钉技术的外科医生，尽管这一点很少被人认可。他和瑞士伯尔尼的艾伯特·科克（Albert Kocher）教授在甲状腺肿的治疗方面做出了许多重要的贡献。他还成功对狗进行了自体甲状旁腺移植实验。

霍尔斯特德最重要也是影响最久远的贡献之一，是他积极倡导外科手术安全。在全身麻醉的情况下，外科医生第一次能够精细地操作与止血、小心轻柔地处理组织、重建术前的组织平面，这些都促进了患者的恢复与健康。橡胶手套的使用最初是为了保护手术台上手术室护士，也就是之后成为他妻子的卡罗琳·汉普顿（Caroline Hampton）的双手。后来，橡胶手套在防止手术感染方面提供了实质性的帮助。霍尔斯特德也是美国的第一位倾向于使用细丝线作为缝合材料的外科医生，这与当时普遍使用的较粗的羊肠线①形成了鲜明的对比。许多年间，霍尔斯特德所在的约翰·霍普金斯医院外科是当时全美唯一使用丝线进行外科手术缝合的科室。这些现在看来非常有意义的临床原则，在1889年，也就是霍尔斯特德在约翰·霍普金斯医院开始他的职业生涯时，还没有得以实施，当时的原则甚至与如今完全相反。当时，虽然全身麻醉已经应用四十多年，大多数外科医生仍然愿意快速结束手术，很少关心出血的问题，即使病人在手术过程中醒来，也会因疼痛发出尖叫而被助手控制住。1922年霍尔斯特德去世的时候，美国外科界已经接受了他的安全手术理念，在他的领导下，美国的外科手术取得了前所未有的进步。霍尔斯特德以他低调的方式，致力于改变美国外科手术的方法和理念。

---

① 羊肠线，在吸收过程中组织反应较重，使用过多、过粗的肠线时，创口炎性反应明显。

3.

国际交流

　　1999 年，我们北京大学的 8 名医生受到美国中华医学基金会的资助，开始了在美国纽约 – 长老会医院为期三个月的临床教学工作考察。纽约长老会哥伦比亚与康奈尔大学医院（New York-Presbyterian University Hospital of Columbia and Cornell，NYP）位于纽约的 168 街，或许是世界上组织架构最复杂的大学附属医院集团，也是全美的大型医院之一。集团下辖两个世界著名的医学中心——哥伦比亚大学医学中心和威尔康奈尔医学中心，这两个中心分别附属于两所著名的常春藤大学——哥伦比亚大学和康奈尔大学的医学院。长老会医院始建于 1868 年，由纽约著名的慈善家詹姆斯·莱昂克斯（James Leonx，1800—1880 年）创办，并于 1911 年正式成为哥伦比亚大学医学院的附属医院。我们住在距离医院很远的纽约皇后区，每天往来宿舍和医院的路上要乘地铁三个小时。作为外科医生，我们第一次到美国大型医院的外科进行深入了解和学习，机会难得。

这个医院的外科实力雄厚，外科的病房看上去也气派宽敞。因为那个时候我们的医院建设还没有现在那么好，一下子来到美国的医院，无论是技术还是环境，感觉差距很大。外科负责接待我们的是一个教学主任，哈迪博士，也是教学主任。他是个非洲裔美国人，热情，说话语速很快。

第一次见到我们，带我们来到了他们的病房。一进到他们的示教室，我们看到了一尊铜像。哈迪主任告诉我们，这个铜像就是著名的惠普尔医生！我们做外科的医生都知道谁是惠普尔。因为，外科手术中难度最大的就是胰十二指肠切除术。艾伦·惠普尔（Allen whipple，1881—1963年）医生实施了世界上第一例胰十二指肠切除术。从此，学界就以惠普尔的名字命名了这个手术——惠普尔手术（Whipple operation）。而且，这个命名代表着外科的最高水平。当我们知道，这个大名鼎鼎的惠普尔就曾经在哥大的长老会医院工作并担任这里的外科主任时，一种崇敬感油然而生。哈迪主任在介绍时，也倍感自豪！哈迪主任介绍，艾伦·惠普尔1881年生于伊朗的一个传教士家庭，少时经历吸引着他毕生着迷于中东文化，他能流利地应用多种语言。他于1904年毕业于普林斯顿大学，

1908 年毕业于哥伦比亚大学外科学系。由于其工作能力出色，1921 年，他成为哥伦比亚附属长老会医院（后与纽约医院合并）的外科主任，1946—1951 年担任纪念医院的医疗主任。1935 年，他成为《外科学年鉴》（Annals of Surgery）杂志的编辑委员。艾伦·惠普尔因在胰腺外科领域的杰出贡献被人们所铭记（惠普尔三联征你还记得吗？）。他于 1935 年首次实行二期胰十二指肠切除术，而实施这个手术的医院就是我们所在的这所长老会医院。

这家医院有着非常优良的外科医生培训的传统。每天早上，外科的住院医师要很早就到达医院，为一天的临床工作做好一切准备。哈迪主任告诉我，他们每周三的早上都有一个学术活动，是全外科的，包括胸外科、心脏外科、骨科和泌尿外科等所有外科体系内的科室，学生、教授、主治医生都要过来一起，包括进修医生和实习医生。活动开始的时间是早上六点！我和我的同事听到"早上六点开始"时，感到非常吃惊。我们住在皇后区，要早上四点钟起床啊！关键是第一班地铁几点出发呢？尽管非常早，我和同事还是在周三的早上起了大早，四点半我们就得准时登上地铁。纽约的冬天和北京差不多，有时候感觉会更冷。我们顶住寒风，坐上了第一班地铁。经过一个半小时的颠簸，我们终于在六点前赶到医院外科的大会议室。六点前，医院已经开始繁忙，坐在我一旁的本地住院医师和我说，他们每天要五点半就进入外科病房，把主治医生要看的片子、病人的化验结果都熟悉了，主治医师要很早过来查房，因为白天要手术，所以主治医师需要进行早查房。查房开始了，各科室的大佬，一般是科主任教授，第一排就座。各个气宇轩昂，一看就非常有气场。查房先是住院医师汇报病例，然后有个简短的教授点评，再往后是外院请来的教授做学术报告，整个活动持续两个小时。做报告的都是全国乃至世界知名的外科领域的大腕儿，主讲该领域的最新进展。活动严谨，内容丰富，体现国际水平，让我们大开眼界。

只见年轻的住院医师走到台前，开始郑重地汇报病例：这是一个非裔美国人，女性；肥胖体型，腹胀腹痛就诊；没有便血、恶心、呕吐等消化道症状，临床体检、血压、脉搏等生命体征平稳，病人有点呼吸困难，腹部检查没有异常，唯一不能解释的是病人腹痛明显，而临床上并没有发现任何阳性体征。住院医师汇报称"我们只发现病人的症状很重，但是临床上没有任何阳性体征！""你是否听了病人的肠鸣音？"前排的老医生问。"我们听了腹部，根本没有肠鸣音！"这时老大夫站起来做了分析："这个病人你仔细分析，她的一个重要临床特点是症状和体征不符！也就是说，她的症状非常重，腹痛、腹胀，但是我们进行物理检查时，却没有什么阳性的发现。这种临床表现有什么意义？"老医生对台下的年轻人问道，年轻医生们面面相觑，无人回答。"其实，症状和体征不符是一个重要疾病的临床特点，就是肠系膜血栓栓塞！这种肠系膜血管的栓塞，可使肠道的血供受到巨大影响，从而导致肠蠕动消失。因此，病人就不会出现通常肠梗阻等该有的肠鸣音亢进体征。你用听诊器去病人的床前听下她的肠鸣音，有没有？告诉你，当你用听诊器去听她的肠鸣音的时候，听诊器里面会像墓地一样安静！所以，这个病人的临床诊断高度怀疑是肠系膜上动脉栓塞导致的麻痹性肠梗阻！"老医生的一段分析，让学生们茅塞顿开，醍醐灌顶，我们也受益匪浅。我想，有这么高水平的老师指导，旗下的学生怎么能不优秀呢？尽管如此，作为外科医师，我们还是想跟随这个病人的手术，看看临床老大夫的分析是否真的正确。于是，我们一起随学生们进了手术室。因为病人是急性肠梗阻，怀疑是肠系膜上动脉栓塞，所以就通知了血管外科医生待命。我们急切地等待着他们的手术结果：这是一个非常肥胖的病人，急诊手术开腹就是一个大难题——肚皮太厚了，光是进腹腔就花了好多时间。当外科医生打开腹膜的那一刻，暗紫色的小肠一下子涌了出来。

作为多年的普外科医生，我们心里有数了：老大夫的诊断是正确的！正是因为肠系膜的血管被血栓堵塞，所以小肠极度缺血，原本淡粉色的小肠表已经呈暗红色了。紧接着，血管外科医生刷手上台，取出了血栓！手术精准漂亮，有许多值得我们学习的地方。

短短的三个月很快就过去了，在美国顶尖医院的学习、参观使我们大开眼界，亲身体会了发达国家外科医生的先进培养模式，让我们对临床外科医生的培养有了诸多感悟，启发我们思考在外科医生培养方面如何缩短与世界的距离。

4.

年轻外科医生的培养

　　早在一百多年前，霍尔斯特德就已经提出了
"外科手术安全"这个理念。他当时所处的年代，
麻醉已经被普遍接受，刚刚开始有抗菌手术，但还
是有许多外科医生习惯性地用快速的、相对粗糙的
动作完成手术，霍尔斯特德敢于在那个时代积极倡
导"精细的"外科手术，并强调外科手术安全，是
十分难能可贵的。这些理念经过一百多年的实践，
即使是在今天，我们仍然沿用，而且感到非常的亲
切。我一直在思考，为什么一百多年前的外科医生
所遇到的问题仍然适用我们今天的外科现状？我们
在拼命追逐国外外科技术发展的时候，并没有花时
间去认真地思考。国际上一些新的手术，我们尽快
跟进，但是当我们刚刚学会，有的手术就已经在某
些西方国家被叫停了。甚至，许多我们的外科医生
热衷用自己的名字命名新术式，却很少花时间去了

解外科手术固有的、内在的规律和特点。外科手术技术发展到今天，许多传统的手术仍然被沿用，标志着这些有时代印记的术式是经得住历史和科学本身的考验的，应该并已经成为经典。应该看到，外科手术经过两百多年的发展，我们所处的已经不是技术爆炸的时代，人类的许多外科手术技术是经过几代外科医生的实践得出来的，掌握和运用这些技术解决临床实际问题比总想发明新的术式显得更加重要。

前面提到过，在霍尔斯特德所有非凡的贡献中，我认为最重要的是他引进了一个培训年轻外科医生的体系。在19世纪下半叶和20世纪初，很多外科的职位还都无人担任。因为能胜任的人很少，而那些能胜任的人，往往对私人执业更感兴趣。由于没有正规的外科训练项目，大多数外科医生都是自学成才的。大城市里有许多忙碌的外科医生，他们之间竞争激烈，有些人对教别人做外科手术完全不感兴趣。霍尔斯特德在约翰·霍普金斯医院取得的最早成就之一，就是借鉴他在欧洲考察到的情况，为外科医生设计了一个培训项目。这一项目最终演变成了我们今天所熟知的外科住院医师规范化培训项目。

1904年2月，霍尔斯特德在耶鲁大学的一次演讲中，发表了一篇关于外科训练的论文，那是1874届耶鲁大学毕业班举行的第 30 次聚会，霍尔斯特德应邀发表的一次医学演讲。在这次演讲中，他描述了他在约翰·霍普金斯的头 15 年里开展的培训项目。获得住院总医师职位的实习生平均服务年限为 8 年，助理医师为 6 年，外科住院医师为 2 年。霍尔斯特德说明了这一计划的目的："我们需要一个体系，并且必须要有这个体系，这不仅会培养出外科医生，而且是最高品质的外科医生，他们将激励我们的青年人研究外科，并投入他们毕生的精力去提高外科学的水平。"因此，霍尔斯特德不仅对设计一套外科医生的培训体系感兴趣，而且希望培养教师和院士。他进一步表示，他的住院医师"除了病房和手术室的职责外，还应该进行原创的研究，并尽可能多地涉猎外科病理学、细菌学以及生理学方面的工作"。这句话描述了"临床科学家"应具有的特质，霍尔斯特德无疑是美国第一个推广这一概念的外科医生。霍尔斯特德是自学成才的，在他那个时代之前，美国所有的外科医生都是如此。他在贝尔维尤做了一年的实习生，在纽约医院做了一年的住院医师，然后在国外做了两年的访问学者。其余的手法和知识都是他自学的。只有发展霍尔斯特德设计的住院医师培训项目，外科手术领域取得的非凡进步才能有效地传授给其他人。这个过程反过来又会培养出更多对提高外科学标准感兴趣的年轻外科医生。1889 年之前，由于没有系统的培训计划，学徒制一直起着培训的作用。在最先进的外科照护体系里，这种骨干外科医生的培养方式显然是效率低下甚至无效的。如果没有一种像霍尔斯特德提出的外科住院医师培训体系那样的方法，能够把这些成就与进步传授给下一代的年轻临床科学家们，无论霍尔斯特德和他的同事们在现代外科发展中取得多么大的成就和进步，这些都不一定能得到传承，也得不到广泛的传播和提升。

霍尔斯特德深受欧洲外科学的影响。1878—1880 年，也就是他出国的这两年里，德国、奥地利和瑞士的医生给他留下了深刻的印象。他们与大型大学附属医院的联系、他们对临床问题的科学处理方法，以及他们对培训年轻外科医生的兴趣，都对霍尔斯特德的思想和理念产生了重大影响。在霍尔斯特德的整个职业生涯中，大部分的夏天他都用来拜访国外的朋友。他在欧洲的好友似乎比在美国的还要多。1915 年，在他写给一位同事的一封信中，他列出了科克、冯·艾瑟斯伯格、科特、比尔、库特纳和帕耶等朋友，称他们为"密友"，称舍德、冯·米库利奇和沃弗尔为"挚友"。而在美国，除了新奥尔良的鲁道夫·马特斯（Rudolph Matas），很少有外科医生被霍尔斯特德视为亲密的朋友。德国的年轻外科医生培训体系首先需要医学生在大学外科诊所作为助手工作多年，最终才会成为教授的第一助手。他们常常会在这个职位上工作数年，直到一所较小规模的大学为他们提供职位，或者去私人诊所工作。霍尔斯特德在德国教育体系的基础上为美国乃至世界做出的巨大贡献之一是让医学生或住院总医师，而非教师或教授，成为被关注的焦点。在约翰·霍普金斯医院的早期，只有霍尔斯特德的总住院医师和霍尔斯特德本人享有手术特权。总住院医师负责所有的病人，并进行大部分的手术。霍尔斯特德只选择少数几个他觉得有必要亲自操刀的病人进行手术。霍尔斯特德在细菌学和病理学方面有渊博的知识，并对生理学产生了浓厚的兴趣。他还要求将原始研究作为外科训练的重要组成部分。这些做法与德国的住院医师培训制度不同，在德国，所有的临床活动都围绕教授进行，而霍尔斯特德在美国发展的住院医师制度关注的是住院医师。虽然完成这样一个培训项目需要许多年的时间，但这个项目的重点是学生而不是老师，对学生来说是比较友好的。

正是霍尔斯特德在德国的学习，成就了他把德国相对严格完整的外科医生培养体系引入美国，彻底改变了美国传统的子承父业、师傅带徒弟的外科医生"自生长"式培训体制，从而建立了一整套完整的外科医生培训体系。这个规范的、既含有德国外科医生培训的影子、又结合美国实际国情的外科医生培训体系的建立，从一开始就高标准、严要求，使得美国外科在后来的一个世纪里，逐渐引领世界外科学发展的统治地位。

霍尔斯特德的住院医师培训理念首先传播到巴尔的摩的其他医院，然后慢慢传遍美国。霍尔斯特德的17位总住院医师中有11位开设了住院医师培训项目。这些人能够理解外科住院医师培训项目的概念，并将其传播到全国各地。于是，一个可以保证知识在现代外科发展过程中迅速积累，并且可以被保存下来并传授给下一代外科医生的培训体系产生了。这一项目还培养了一批对继续推进外科学发展感兴趣的优秀学员。事实上，美国所有的外科医生都可以找到自己与霍尔斯特德和约翰·霍普金斯医院的联系。如果没有这样一个训练年轻外科医生的制度，在现代外科手术时代即将来临时，新知识的传播就会受到严重的阻碍。因此，1889年约翰·霍普金斯医院建立时，霍尔斯特德的第一项举措，即建立外科医生培训体系，被证明是他对外科学的最大贡献。

1922 年 9 月 8 日发布在《巴尔的摩太阳报》（*Baltimore Sun*）上的霍尔斯特德的讣告准确地描述了他的职业生涯："因为威廉·霍尔斯特德医生的存在，世界变得更美好、更安全、更幸福。他的离开，不仅对巴尔的摩，而且对整个人类文明都是重大的损失。他是为数不多的对医学产生重大影响的人物之一。在医学界，他是一个高高在上、很有威望的人物，但在日常生活中，他文静、简朴、不引人注目，这使得他的才能和他对人类的巨大贡献既不为人所知，也不被别人所欣赏。"

　　相比于他的巨大贡献，霍尔斯特德医生在他的职业生涯中得到的业界认可则相对较弱。1913 年，他被选为美国外科协会的副主席，1918 年，他被选为马里兰州内外科学院的院长，这是他在美国外科学界仅有的两个公职。在美国，那些对外科做出巨大贡献的人通过选举获得各种外科组织和协会的职务是一种惯例。值得注意的是，这并没有发生在霍尔斯特德医生身上。他的母校耶鲁大学和哥伦比亚大学授予了他荣誉学位。1917 年，他被选入美国国家科学院，这也许是他所获得的最高荣誉。1922 年，美国牙医协会授予他一枚金质奖章，以表彰他对局部麻醉应用的贡献。1914 年，他被授予德国外科医师协会荣誉会员的称号，成为第一位获此殊荣的美国人。他还被授予英国皇家外科医学院和爱丁堡皇家外科学院荣誉院士的称号。

霍尔斯特德在巴尔的摩所取得的成就与他在纽约当外科医生的 6 年所从事的工作相比，是完全不可同日而语的。当你阅读到文献中对霍尔斯特德在纽约期间经历的描述时，会读到诸如"力量和活力的典范""充满热情和生活情趣""杰出、勇敢和大胆的外科医生""鼓舞人心的老师"等语句。他在社交方面很活跃，很有魅力，是一位领导者。一位朋友这样描述那时的霍尔斯特德："他性格开朗、心地善良、彬彬有礼……"

机缘巧合让霍尔斯特德来到巴尔的摩和约翰·霍普金斯医院，结果造就了他惊人的成就，从而创造了他留给我们的外科遗产。霍尔斯特德去世后，他被安葬在纽约布鲁克林区的格林伍德公墓。他的老朋友兼室友塞缪尔·布什内尔（Samuel C. Bushnell）牧师主持了一个小型的私人葬礼。在格林伍德公墓举行的葬礼只有他的兄弟、两个姐妹、他们的家人和威尔奇参加。霍尔斯特德太太因悲伤过度而生病，没来参加葬礼。在结束一段在美国最具成果和影响力的外科生涯后安静地独自离开，这也许是霍尔斯特德所希望的。

5.

住院医师的培养

　　关于外科医生的培养，我们国家一直延续住院医师培养制度。而医学院的外科学教育，大概分为两个部分，一部分是外科的见习：医学生刚刚开始接触临床工作的时候，还没有任何临床实践，大家对医学充满了好奇和向往；第二部分是实习：这时，实习医生会深入临床科室，在住院医师的带领下，写病历、问病史，和上级大夫一起完成查房、换药、拆线等工作，还要为科主任查房准备好临床资料。第一阶段，外科要派两个职称为主治医师及以上的医生脱产带这些见习的医学生。实际上，就是每天给他们上小课，带学生们去急诊室、病房和手术室等各种场合，让学生了解外科的常见病、多发病。教会他们如何在急诊诊断病人，如何在病房给病人做术前准备，如何去手术室给病人进行消毒等手术准备工作。总之，这是外科医生最基础的工作，也是最繁杂的工作，不能出错，又要用心。

20 世纪 90 年代，我刚从法国学习回来，到了北京大学人民医院。记得回来的第二年，外科安排我和另外一个主治医生带我们医学院的实习医生见习。脱产带教学，每天和同学们在一起。

如何让他们对外科感兴趣呢？那个时代，外科主任是祝学光教授。祝老师是我国著名外科学家黄萃庭教授的学生，真正的女中豪杰！祝老师临床基础知识非常扎实，治学严谨，把整个外科管理得井井有条。渊博的知识，丰富的临床经验，在强手如林的外科独树一帜，手术干练精准，英文非常棒，让我们做学生的佩服得五体投地，简直是高山仰止，不可逾越！那年，我正好负责带教学，上面是祝老师亲自抓教学改革。"如何让学生们了解外科？让他们对外科感兴趣？"祝老师经常告诫我们，带好这些学生，需要动脑筋、想办法，改变过去外科教学大家都不感兴趣的状况。祝老师总是充满激情，在她的感染下，我暗暗下定决心，一定要努力工作，带好这拨学生，为祝老师争光。

急诊教学是外科的必修课。我发现，对于急腹症，大家有点兴趣，于是我就认真准备，把外科常见的急腹症，容易混淆的概念、理论、病症的表现整理出来，带领学生们到急诊室在实践中学。那天刚好来了一个急腹症的病人。我立刻带领同学们去了急诊室。夏天的急诊室非常燥热，病人又多，显得熙熙攘攘，有点像买菜的集市，乱哄哄的。同学们看着嘈杂的环境，有点烦躁，态度十分消极。

"同学们，这是一个急腹症病人，女性，40 岁。上腹痛 4 个小时。"我先给同学们介绍了一下病人的简要情况。我发现大家注意力没有集中，加上周围的环境嘈杂，我简直就像一个刚刚上岗的导游，就差手里拿个小红旗了。我偷偷地看了看这个病人的检查结果，心里对这个病人的情况有了底。"大家好好看看这个病人，应该诊断什么？你们要好好检查下这个病人。一会儿我要提问的。"听了我的问题，同学们一下子冲到病人旁边，争先恐后地查看病人。因为他们害怕一会儿我提问的时候答不出来。从诊室出来，他们异口同声地说，"还没有做检查，怎么有诊断？"我发现大家上钩了！于是，我尽快抛出了几个问题："你们学了外科学的大课，现在我们这个病人应该做什么检查？"同学们开始讨论，叽叽喳喳，挺热闹的。我觉得他们已经被我的问题吸引了。

"CT。"

"磁共振。"

"做没做胃镜啊？"

"查个淀粉酶吧。"

"同学们的建议非常好，可是，你们记得我们刚才看的那个病人有一个特别的临床表现吗？我的意思是，即使没有做大家说的检查，也可以得到我们的第一个诊断！看看谁能提出刚才的病人给你留下了什么印象？"

"我发现了，老师。"前排那个我们班上的学霸女生举手了。"我检查了她的巩膜，是黄疸（黄疸导致巩膜发黄，是胆道梗阻的表现）！"

我从心里佩服这个同学，她很认真地为病人做了检查！而且这种黄染的巩膜，不认真看是发现不了的。"非常棒！"我立刻充分肯定。大家也十分惊讶，刚刚接触临床的实习生，有这样的观察力，真的让人佩服！

"非常好！刚才 G 同学的观察非常仔细。做外科医生，都应该有这种观察能力。大家下一步就要分析，如果病人腹痛、黄疸，我们还应该做什么检查？"我接着抛出其他的问题。大家的学习兴趣被点燃，一通激烈的讨论，我们得出了下一步要做的检查。

大家急切地等待着检查结果。因为大家想知道，这个病人的诊断是否和我们分析的一样。就像猜谜语一样，同学们想知道结果。急诊室是什么地方？这样的急腹症多得很！反正各种检查还要等一会儿，我和同学们商量："急诊室又来了一个急腹症，你们愿意不愿意再去看一个病人？"

"好啊，这次我们要好好看，看看我们能不能尽快给出正确的诊断！"同学们和我一起到了急诊室，看了另外一个病人。

"车祸。老顾，这儿太忙了，劳驾您把学生带走吧，我们这儿太挤了。"急诊科 L 医生看来了这么多学生，乱哄哄的，有点不高兴。

"什么病人？好像挺重？"我问。

"车祸，腹腔内出血！哎，正好。哥们儿，W主任家里有事，今天走了，这个病人挺重的，您给看看吧！省得我从病房叫老大夫了。他们可烦我了，我真有点发怵，老给人家打电话，手术室也骂我！"L医生是我的朋友，比我年轻许多，真正遇到重症病人，他心里没底。遇到我这个"海归""老"大夫，脾气又好，虽然带了许多学生，经常在这里"添乱"，但也省去了他们打电话叫"二线"医生的烦恼。

"好啊，我给你帮个忙，但是有个条件，我得带着几个学生一起！"

"好好，你快进来看看吧。"L大夫没脾气，让我进来看这个重病人。这是一个车祸的病人，看上去是个白领。

"顾老师，这个病人男性，39岁，车祸，上腹被汽车方向盘撞击，初步判断腹腔出血！目前生命体征还算平稳，血压有点低，心率100次／分。"急诊科的小大夫介绍情况。

我把同学们叫进急诊室，让他们看我们的诊治程序。"好的，我们要做检查，请你叫护士过来。第一，配血；第二，输液，打开静脉通道；第三，抽血，做常规和生化；第四，准备腹穿包！"

我转身和同学们说："你们记得我刚才说的吗？一会儿我们出去讨论。"同学们感到这是实战，都认真起来，并且开始小声地讨论了起来。

"同学们，刚才那个车祸病人，如果你是现在的主治医师，你首先应该做的判断是什么？"我问大家。

"先判断是失血性休克！"一个男同学说。

"很好！"我说，"你们要区分是腹腔内出血还是空腔脏器内出血，要做什么才能鉴别呢？"

"做胃镜。""查粪便隐血。""做个B超吧？""做个CT看看！"大家七嘴八舌。又是那个学霸同学："老师，应该做一个腹腔穿刺！"她的答案让所有人信服，大家纷纷赞同。

"非常好！同学们，你们今天就是急诊科的外科医生。走，我们给病人穿刺，证明一下我们的诊断。如果游离腹腔有活动出血，腹穿应该发现什么？"我问。

"不凝的鲜血！"一个同学回答道。

"对！"我说，"但是，如果穿不出血呢？说明什么？"我又问。

"空腔脏器内的出血！"

"同学们，你们太棒了！走，我们去做穿刺。大家一起先复习下我们学习的腹腔穿刺的要点……"我看他们一起回忆老师讲的腹腔穿刺的要点，怎么消毒，怎么铺巾，如何选择穿刺点，等等。

我一边给他们做着示范，一边简单地复习他们应该掌握的腹腔穿刺的操作要点。大家非常期待的是我能否穿出不凝固的鲜血。只见我的穿刺针刺进病人的腹壁，我用右手把注射器的针管向后一抽，一股鲜红的血液充满了针管。同学们眼睛睁得大大的，因为是实际操作，病人还在痛苦中，他们仍然对抽出了鲜血表现出了惊讶。其实，这就是临床医学的魅力，我们的操作正确，思路对了，临床上立刻就可以得到验证！做完操作，大家明确了腹腔出血，我又带领他们分析，是哪个脏器出血了？肝脏还是脾脏？同学们和病人仔细询问病史，一致诊断是脾破裂出血！"好的，你们的诊断是否正确，今天晚上我们就有答案。现在已经到了下班的时间，你们应该回宿舍吃饭了。"我说。

"老师，我们想看看这个病人的最终结果，您能带我们去手术室参观下这个手术吗？"同学们提出了他们的要求。他们非常想知道自己的诊断是否正确！"好啊，那我就带你们去手术室。这个病人必须住院手术。这样，你们先回去吃饭，一会儿，我们手术室门口见！"同学们非常开心，赶紧回去吃晚饭。晚上 8 点，我把同学们集合好。当然，我们是在手术参观间，就是隔着手术室上方的玻璃窗看手术操作。我自然可以进到手术室里面，一边看手术，一边给他们讲学过的急腹症相关知识，包括创伤外科的知识。同学们带着极大的兴趣注视着手术，他们希望着证明他们的临床分析是对的！果然，开腹后腹腔内大量出血！学生们的第一个诊断是对的！仔细探查腹腔后，主刀医生说："是脾破裂！"我听了以后，立刻把消息传给上面的同学们，他们听到我报出的诊断后，一片小欢呼！他们第一次诊断正确了！此时，时间已经是晚上 10 点。这时候，我接到急诊室的电话，"顾大夫，这儿又来了一个急腹症的病人。你们的学生过来吗？"值班的急诊外科大夫，知道我带着一帮学生在看急诊手术。"什么病人？""急腹症，还在查。""今天太晚了。他们要回去了。"我说。同学们听说有急诊，顿时来了精神："老师，带我们去看看吧。我们现在都对急腹症非常感兴趣！"看到这么有学习热情的学生，当老师的当然高兴。我又带着他们直奔急诊室……

第十一章

器官移植

"人体是唯一没有备用零件的机器。"

——*Hermann Biggs*

移植前的故事

法国，路易·巴斯德大学医学院附属医院。

我来法国学习的第三个月。

日复一日的手术，我已经适应了。这里是一个综合教学医院的外科，主要是做器官移植的。我的老师丹尼尔·杰克（Daniel Jaeck），曾经的法国国家外科科学院主席，是世界知名的器官移植专家。杰克教授，比我年纪大十多岁，每天精神抖擞，从来不知疲倦。据说他一直单身，每天只执着于工作，酷爱手术，重点是肝胆胰肿瘤。他的脾气不好，在手术室里经常批评下属，他手术时，所有的助手和护士都没有人敢出声。

这天下午，快下班了。

我刚刚参加完一台手术，走到手术室门口，一个护士推着手术送病人的车走了进来。这是一个非常虚弱的病人，看上去大概五十多岁，憔悴、弱不禁风的样子。病人有点异样，我的第一感觉是这样。那时，我在国内已经是外科的主治医师。多年的外科经验，让我觉得这个病人是绝对经受不住任何大手术的。只见他面庞消瘦，双眼微睁，由于疾病折磨，四肢显得非常无力，胳膊上的肌肉已经萎缩。我想，这样的病人还能做什么手术呢？

病人的眼神显得非常迷茫，有点精神恍惚的样子。手术室门口，病人的家属引起了我的注意：通常，法国人的手术室门口没有那么多人，特别是亲属，很少有陪同病人到手术门口的。今天，不一样。这个病人，有好多的病人家属，大家一起缓缓地跟着手术室来接病人的推车。一位看上去和病人年纪差不多的女士，紧紧拉着病人的手，迟迟不舍得松开。其他家属也大都表情凝重，有的甚至眼含泪水。到了手术室的大门口，手术推车缓缓地停下来。这时候，只见家属们纷纷走到病人的床前，一个个分别吻了这个病人的额头，眼里含着泪水。满头白发的病人的妻子，嘴唇颤抖，双眼红红的，满是泪水。我非常奇怪，在国内，我们看到过多少病人在进手术室前的简短告别，大都是鼓励，或安慰。今天的场景，让我感到有点特别，是什么让家属这么不放心？我非常诧异地问法国同事大卫（David）："这个病人这么虚弱，还能经受住手术吗？"大卫说："他是'脑死亡'。这个病人是一个器官捐献者，待会儿的手术就是从他身体里切取器官移植给别人，这个病人就此离开我们。"大卫说得很平静。在法国，如果经过两个非管床科室医生鉴定"脑死亡"①，按照当时的法国法律，在病人有行为能力时已经签署捐献同意书捐献器官，以及家属同意捐献器官的情况下，可以进行器官捐献。2017年起，法国正式出台器官捐献新法，根据新规，除了选择在官方渠道注册为"主动退出"的人外，所有人都将默认成为器官捐献者，不管家属是否同意捐赠死者器官。

我的内心受到了极大的震撼！这位病人看上去年龄并不是非常大，只是得了某种不能治愈的疾病。家属及病人本人都饱受疾病的折磨，他们愿意放弃这个生命，捐献出宝贵的器官。我不记得那位病人的具体情况了，但是，这是一个活生生的生命啊，我们的手术就结束了他的生命吗？我的内心开始非常纠结。我远渡重洋，千里迢迢，来到这里，参加这样的手术，内心似乎还没有做好准备。这种手术只有当所在国家有着一套完整的器官移植法律保障制度，才能进行，让有些终末期病人可以捐献出自己的器官。

---

① 脑死亡：包括脑干在内的全脑功能的不可逆性丧失。脑死亡的概念有别于心肺死亡（标准是心跳和呼吸的停止），病人可能还有心跳，但是其机体功能已经不存在了。

"嗨，Jin（晋），我们要上手术了！"大卫提醒我。我的心情非常复杂。我是一个外科医生，在我的职业生涯中，我参加的所有手术都是让病人活得更好，病人都是活着被推出手术室的。今天的手术太特别了！我有点缓不过来，甚至在犹豫。大卫走过来，"Jin（晋），你是觉得今天的手术可怕吗？我们是在救人啊，他的器官将给其他病人带来新的生命！"

大卫的话给了我巨大的勇气，我上手术了。我们刷手，抬头看了看那个极度衰弱的病人。突然间，我对这个瘦小的病人产生了由衷的敬意。他在自己生命行将终结的时候，有这么大的勇气贡献出自己的器官，让别人获得新生。看着他慢慢闭上的双眼，他的生活可能从此结束，却让更多的病患由此获得新生。

手术有条不紊地进行着，我们按照规定的程序取出病人的肝脏，泌尿科的医生取出了病人两个肾脏。这样，病人的脏器可以分别移植给三个等待器官移植的病人。手术结束了，病人的器官被放置到预先准备好的冷藏箱里，器官内充满了保护器官的特殊液体。整个过程持续了三个小时。然后，我们获得的器官将被迅速运往需要接受器官移植的医院。此刻，医院楼顶的停机坪上，等待转运器官的飞机马达轰鸣，病人的肝脏和肾脏将分别移送到法国的其他城市，那里，肝衰竭和肾衰竭的病人正在等待着这些器官延续生命。一切都结束了，手术室里已经没有监护仪的"滴答"声，没有医生护士忙碌的身影，病人静静躺在手术台上，医生为他做最后的伤口缝合。手术完成后，医生会向病人做最后的告别，感谢他对医学的贡献。全体医护人员向患者遗体鞠躬，表示敬意……

一个生命就这样离开了我们，他瘦弱而憔悴，一定饱受疾病的折磨。他走了，贡献出了自己的脏器，给世界留下了美好；同时，他远离了痛苦，离开了城市的喧嚣。我第一次在手术后久久地注视我手术过的病人。一天的工作结束了，我离开了手术室。走在医院的小路上，微风习习，有一点凉意，夜色已浓，整个医院大楼被深深的夜幕笼罩，一个个灯火通明的窗口，一个个忙碌的身影，尽管夜深，这里依然繁忙。今天的手术令我难忘。由于医疗法规和文化背景的差异，器官移植的理念、做法、法律保障等方面都和我们国家当时的情况有很大的不同。这也是我对器官移植手术的又一次实践，对于欧洲器官移植的发展，我也有了切身的体会和了解。

医院楼顶的直升机已经升空，马达轰鸣，承载着病人的器官飞到另一个城市，机尾闪烁的信号灯一明一暗，像那个逝者已经不再跳动的心脏。直升机承载着生命的火种，飞向远方的天际，那生命还在延续，就像这夜晚，终究会退去，明天，太阳还会升起……

2.

生命的传递

移植是指将一个个体的正常细胞、组织或器官用手术或其他方法，植入自体或另一个体的某一部位，以替代原已丧失功能的相应部分。根据移植物的不同，分为细胞、组织和器官移植。通常的器官移植是指将一个人的某种器官移植给另一个人，这种移植叫"同种移植"；而我们听说的，把猪的心脏移植给人的手术是"异种移植"。

2020 年度 WCBA（中国女子篮球联赛）全明星正赛上，有一支特殊的球队，他们并非专业的篮球运动员，却获得了两分钟宝贵的比赛时间。这支球队的组成也很"奇怪"：队员中有一位 14 岁的小女孩、一位 22 岁的小伙子和三位 50 岁上下的大叔。他们并没有过人的球技，却能在这样的舞台登场竞技，因为他们不仅仅是一支球队，而是代表着"一个人"——叶沙。这支球队的每一个人都接受了叶沙捐献的器官，是叶沙给了他们第二次生命。

叶沙是一个热爱篮球的小伙子，而他的生命却因为突发脑出血永远停止在了 16 岁。悲痛之余，父亲想到儿子生前的理想是报考医学院成为一名医生，救死扶伤，因此他和妻子决定捐献出儿子所有的器官，实现他的遗愿，叶沙也以这种最特别的方式"活"了下去。叶沙的受捐者们自发组成了这支特殊的球队，把叶沙对生命和篮球的热爱传递了下去。

器官移植，这项医学技术自出现、发展直到今天，已经成功地给予全世界无数患者重生的机会，见证了无数爱心和希望的传递。同其他外科手术一样，器官移植术也经历了漫长且坎坷的发展过程。

自古时起就有许多神话、宗教和历史文献记载，出于美容、修复或治疗目的，人们会将一个部位切除的组织放置到自己或另一个人身上。公元前 3000—前 2500 年的印度教文献记载，因犯罪受到惩罚被削去鼻子的犯人会从自己的臀部或下巴切下皮肤来修补鼻子的缺损。

在我国的春秋战国时期，《列子·汤问》中记载："鲁公扈、赵齐婴二人有疾，同请扁鹊求治，扁鹊谓公扈曰：'汝志强而气弱，故足于谋而寡于断，齐婴志弱而气强，故少于虑而伤于专。若换汝之心，则均于善矣。'扁鹊饮二人毒酒，迷死三日，剖胸探心，易而置之，投以神药，即悟，如初，二人辞归。"意思是说，鲁公扈、赵齐婴两人都生了病，一起请扁鹊为自己治病，扁鹊对公扈说："你的心志要强，身体却很羸弱，因此你善于谋略，却优柔寡断；齐婴的志气比较弱，身体气血却比较足，因此不善思考，但会因过于执着而有损健康。如果能把你们俩的心脏交换过来，你们俩的病就都好了。"于是，扁鹊让二人喝了有麻醉功能的药酒，两个人昏死过去好几天。扁鹊剖开他们的胸膛，将心脏取出来，将两个人的心脏互换，然后给他们俩各自服下神药。过了一会儿，两人醒来，发现自己已经病愈，就辞别扁鹊回家了。这是有记载的第一例器官移植手术，尽管从现代医学角度来看真实性不高，但也可以看到古人对实施器官移植的构想与创意萌芽。

古埃及、古希腊、古罗马、奥斯曼帝国以及16—18世纪的法国等也都有过牙齿移植手术的记录。1668年，荷兰人乔布·范·米内伦（Job van Meeneren）曾成功地将一只狗的头骨移植到一个人身上，以修复颅骨缺损。然而，这些记录与我们今天所说的现代器官移植所包含的知识和技术框架依然相距甚远。

时光的齿轮缓缓转动到 20 世纪初。此时，已有人体皮肤和角膜等非内脏组织成功移植的报道。器官移植在这一时期最重要的发展包括：在动物模型上成功实施器官移植实验；人类同种异体肾脏移植的尝试；以及最关键的，免疫反应与移植排斥的关系终于浮出水面。法国外科医生亚历克西斯·卡雷尔（Alexis Carrel）完善了血管吻合、血管重建以及冷藏技术，并成功地在狗的颈部移植了它自己的肾脏，几年后进一步完成了狗的同种异体肾脏移植，并于 1912 年获得诺贝尔生理学或医学奖。尽管在移植手术的技巧上取得了突破性进展，但卡雷尔并未停止思考，他观察到宿主对异体移植物的排斥反应是进行器官移植的主要障碍："如果从动物身上摘除的器官以某种技术移植到人休内后能继续正常发挥作用，而以同样的技术移植到另一个动物体内后器官功能却出现异常，则不能认为是移植器官的生理缺陷导致了这种异常，而是受到了受体本身的生物因素的影响。"法国外科医生普林斯托（Princeteau）和马蒂厄·雅布莱（Mathieu Jaboulay）、德国外科医生恩斯特·昂格尔（Ernst Unger）于 1905—1909 年也进行过几次兔、猪和猕猴与人的肾脏的异种移植实验，均以失败告终。

第一次世界大战和经济大萧条初期，器官移植的发展曾停滞不前。然而，由于战争导致的严重烧伤和其他战伤激增，皮肤移植的需求也随之增加，移植领域的发展重新焕发活力。英国外科医生彼得·梅达沃（Peter Medawar）率先研究了皮肤移植排斥反应的机制，他发现如果用牛的全层皮肤进行同种异体移植，排斥反应最为强烈，但是如果在异卵双胞胎之间进行皮肤移植，受体会很快耐受移植物并长出新组织。这一发现表明，同种异体排斥现象属于免疫反应的一种，具有致敏性、记忆性和耐受性等经典免疫特性，这些概念一直沿用至今。随后的实验也证明，使用皮质类固醇可以改善移植的排斥反应，最终形成了通过给移植受体用药，使其免疫系统不对移植器官产生免疫排斥的基本方法。此后，各国的外科医师将研究重点放在了人的同种异体移植实验上。1936 年，苏联外科医生沃罗诺伊（Voronoy）将一名已过世 6 小时的 B 型血供者的肾脏移植到了患有尿毒症的 O 型血受者身上，受者仅存活了两天，移植的肾脏无法产生任何尿液。16 年后，法国外科医生库斯（Kuss）和杜博斯特（Dubost）从断头台上被处决的罪犯身上摘取了肾脏进行移植手术，但仍以免疫排斥引起的死亡告终。

　　1954 年 12 月 23 日，现代器官移植术发展的黎明终于到来：约瑟夫·默里（Joseph Murray）医生和约翰·梅里尔（John Merrill）医生在彼得·本特·布里格姆医院进行了一次具有划时代意义的肾脏同种异体移植手术：将一个健康人的肾脏移植到他即将死于肾衰竭的同卵双胞胎兄弟身上，移植受者理查德·赫里克（Richard Herrick）同时得到了人工肾的支持。

这项手术在外科手术操作和免疫排斥抑制方面均取得了成功，受者在移植肾功能完整的情况下存活了 8 年，最终死于心血管疾病。这项杰出的工作让约瑟夫·默里和爱德华·唐纳尔·托马斯（Edward Donnell Thomas）共享了 1990 年的诺贝尔生理学或医学奖，后者第一次成功地完成了骨髓移植。这次手术的成功表明，如果同种异体移植物能在没有医源性免疫抑制剂的前提下正常发挥功能，供体和受体需要在生物和遗传信息方面高度匹配。因此，如果想让遗传异质性高的大多数人群都能从器官移植中受益，就需要进一步开发免疫抑制手段、细化匹配机制，以及完善器官的采集及保存技术。

探索免疫抑制手段的初期，研究者们首先尝试使用放射治疗的手段抑制免疫反应，但这种手段过于激进，使得患者死于辐射比死于免疫排斥的概率更大。因此，毒性更小、剂量更可控的方式，比如免疫抑制药，显然是更安全有效的选择。巧合的是，治疗白血病的化疗药物如环磷酰胺、甲氨蝶呤、6-巯基嘌呤等的研究在此时期取得了飞速发展。其中，6-巯基嘌呤被证实可以延缓兔子和狗的移植排斥反应。此后，研究人员多次尝试了仅使用化疗药物（环磷酰胺和甲氨蝶呤等）进行免疫抑制的肾移植手术，同时使用泼尼松处理间歇性的排斥反应，但仅有一个受者存活时间达到了6个月。1960年，托马斯·厄尔·斯塔兹（Thomas Earl Starz）医生在科罗拉多大学取得了具有里程碑意义的研究结果，他发现在硫唑嘌呤中添加极高剂量的泼尼松（200毫克/天）能够逆转同种异体移植肾脏的排斥反应，并诱导受体耐受移植器官，随后免疫抑制剂的剂量可以根据患者情况逐渐减少。托马斯·厄尔·斯塔兹是著名的"肝移植之父"，他于1963年在美国科罗拉多大学进行了全球首例人体肝移植手术。他的工作在多个方面促进了器官移植技术取得突破性进展：肾移植术逐渐从临床试验转变为必要的临床治疗手段；世界各国逐渐建立器官移植中心；除肾脏以外的肝脏、胰腺、心脏和肺等器官的移植研究逐渐开展。20世纪80年代初期，环孢素作为免疫抑制药投入使用，进一步提高了器官移植术后患者的存活率。

尽管器官移植技术取得了快速发展，但是随之而来的许多问题至今仍未完全解决。首先，因器官移植产生的各种并发症，如因免疫抑制引发的多重感染、长期使用免疫抑制药带来的副作用和毒性控制等，仍是不小的难题。最大的障碍是，供体器官的短缺和随之产生的伦理及法律问题，这是许多国家和文化中无法调和的矛盾。纵观历史，器官移植经历了从异种到同种再到异种的发展过程。虽然同种异体移植在近50年发展迅速，但困扰全球各国的器官短缺问题仍然无法解决，因此科学家们又将目光投向了异种移植。

2022年1月7日，美国马里兰大学医学中心实施了一项开创性的手术：大卫·本奈特（David Bennett）即将死于心脏衰竭，他经历了苦苦等待但仍然无法得到人类心脏移植的供体，因此他的主治医生巴特利·格里菲斯（Bartley Griffith）说服他接受了猪心脏移植手术。这颗猪的心脏接受了10种基因修饰，对部分免疫相关的关键基因做了"加减法"，以帮助其逃避人体的免疫攻击。术后几天，患者并未出现超急性排斥反应，9天之后，患者就可以脱离ECMO（体外膜氧合）成功下地活动。此后的几周，受者的心脏功能一直很稳定。然而，术后两个月的时候，患者的情况还是迅速恶化，最终去世。初步的调查结果显示，患者很有可能死于猪心脏

携带的病毒感染。尽管这项开创性的手术最终失败了，但
这仍然是迈向异种移植的关键一步，随着未来科技
的进步，希望异种移植或其他科学技术能够成功
解决器官短缺问题，帮助更多人重获新生。

第十二章

断肢再植

"未来的手术将不会容忍（外科医生）手与脑的分离，未来的手术也不会只追求操作技艺。"

——*Isidor S. Ravdin*

1.

我的外科启蒙

　　我出生在一个医生之家。父亲是泌尿外科医生，母亲是内科医生。父亲性格温和，待人诚恳。在单位有很好的口碑。母亲不善言辞，平时比较严厉，我和哥哥从小就怕妈妈。爸爸总是笑眯眯的，从不严厉批评我们，从小到大，爸爸从没有动手打过我和哥哥。即使我们做错了事情，爸爸也总是批评教育，晓之以理，动之以情。在我们的记忆中，爸爸永远是我们的保护伞，为我们遮风挡雨。自从我当了医生，回到家，经常要和爸爸妈妈，其实主要是和爸爸讨论医院里发生的事情，遇到难解的问题也向爸爸请教该如何处理。爸爸妈妈都是南方人，每到周末，我们喜欢在周六中午包馄饨。通常是我骑自行车去外面买来馄饨皮。那个时候，在北京宣武区的菜市口，有一家上海餐厅，专门卖馄饨皮，而且还售卖做好的馄饨肉馅儿，那种肉馅儿拌得特别香，我就去排队买一斤半的馄饨皮，一斤馅儿，然后回家和爸爸一起包馄饨。一般是周六的上午，我和爸爸坐在家里桌子旁边，一边包馄饨，一边聊天，医院里发生的事情、我遇到的难题，等等，爸爸都会给我解答。有时候，爸爸会给我讲起他们小时候的故事，比如抗日战争时期和我的大伯一起去逃难。我们对他们生活的时代一无所知，每次都听得津津有味。爸爸给我们讲，他们刚刚到北京上学，实习的时候，遇到老北京的病人，他们不知道老北京的很多规矩。许多上年纪的病人，有许多"老理儿"。比如，对于老年人，一般要尊称"您"，问老人多大年纪要说"您老多大年纪"或者"您老高寿了"。爸爸出生在上海宝山县，那里有个地方叫顾村。南方人不会说"您"，所以爸爸到了北京，出门诊看老年病人、写门诊病历都要问病人的年龄，爸爸就问："你多大了？"老人家一听就不高兴了，"你这个医生怎么这么说话？我这么大年纪了，你就直接叫'你'，我们北京管上年纪的人要叫'您'！"爸爸笑着和我们说，"老人家不高兴，说我没礼貌。"从那儿，我才知道南方人和北方人的文化差异很大！一个快乐的周末就这么过去了。

日复一日，爸爸妈妈非常忙。我的记忆中，他们真的是起早贪黑，每天我们已经睡下，才能听到爸爸妈妈的脚步声。我们住的是一栋二层小楼，楼梯是木头做的，爸爸妈妈的脚步声，我们在屋里就能够听出来。从那个时候起，我们就知道医生是个起早贪黑的职业，没日没夜地工作，爸爸妈妈经常夜里接到电话，要去医院看急诊。我们住的医院宿舍，距离医院有十多公里的样子。那个年代只有公交车和自行车，也没有现在的电话、手机。尽管如此，作为外科医生的爸爸，也经常夜里接到胡同口的公用电话值守人送过来的传呼，让爸爸夜里回医院抢救病人。记得有一天夜里，家里突然有人敲门，一般来说，我们住的楼房，很少有夜间访客。我们听到敲门声都非常紧张。爸爸是一家之主，听到敲门声先问："谁？""我，是公用电话的老陈。你们医院来电话，让你去医院，有急诊！"传电话的老陈是个老爷爷，记得他光头，好像年纪很大了。他住在我们胡同口顶头的小院里，住在靠近门口的一家，屋里有一台电话。这个电话是公用电话，打一次电话要交5分钱。通话时间长了，要加钱。这片区域的住户们，谁家有急事要通电话，他负责起来送信，有时候把需要听电话的口信带给住户，让住户跑步到他家接听电话。当然，这是要收取费用的。爸爸听到是老陈，又是医院的事，马上就起身做准备。这是急诊，医院会派汽车来家里接爸爸。我们后来已经习惯了，这种急诊时常发生。1963年，我4岁，由于年纪非常小，根本不知道外科医生是什么。听哥哥说我们国家的外科医生创造了一个世界第一，断肢再植。我根本不懂，只觉得外科医生是不是就是爸爸的专业？哥哥就很老到地给我讲什么是断肢再植……

2.

再生神话

《路加福音》中有这样一个故事：罗马士兵逮捕耶稣的时候，大祭司的仆人马勒古的右耳被割下，耶稣知道这件事后，摸了摸马勒古的耳朵，马勒古的耳朵就完好如初了。尽管从现代医学知识的角度来看这是不可能的，但它反映了人们对器官再植的憧憬。

早期的器官再植可以追溯到公元前 6 世纪或 7 世纪的印度，苏斯拉他（Susruta）就描述过用皮瓣来重建被截去的鼻子（在古代印度，为了惩罚罪犯和战败城市的居民，割掉他们的鼻子是一种常见的做法）。此外，在战争中，锋利的武器会切割掉士兵们许多的身体部位，无法再生。15 世纪前，虽然再植的尝试很多，但都以失败告终。直到 15—16 世纪的文艺复兴后期，成功的器官再植案例才被报道，特别是鼻子再植。

1570 年，意大利医生莱昂纳多·费奥拉万蒂（Leonardo Fioravanti）描述了一个他在非洲成功再植鼻子的案例：在战场上，一位名叫古铁罗的西班牙人与一名士兵争吵了起来，后来士兵将古铁罗的鼻子砍了下来并丢在了沙子里。费奥拉万蒂恰好在旁边，于是他将鼻子捡起来，用水将鼻子上的沙子冲掉，撒上"人工香脂"后给古铁罗进行了包扎。八天后，当费奥拉万蒂解开包扎后，发现鼻子粘住了，再次包扎后，古铁罗的鼻子就慢慢长好了。

如果说 16—18 世纪是鼻子再植时代，那么从 19 世纪开始，就迎来了断指再植时代。1814 年，威廉·鲍尔弗（William Balfour）在《爱丁堡医学和外科杂志》（*Edinburgh Medical and Surgical Journal*）上发表了第一份关于断指再植的报告。鲍尔弗首先讲述了 1803 年发生在自己儿子身上的事情。1803 年，外科医生戈登（Gordon）去看望鲍尔弗，出门的时候顺便把门给关上了。不幸的是，鲍尔弗一个四岁半的儿子在门外玩耍时把手放在了门铰边的凹槽里。门关上的时候，一声惨叫响起，鲍尔弗吓了一跳。这时，戈登抱着孩子进来了。鲍尔弗看见自己的儿子因疼痛而四肢伸直，他注意到儿子的三根手指的末端几乎完全断开，只靠少量皮肤连接着。想到自己儿子的手将终身残疾，尽管希望渺茫，鲍尔弗还是在戈登的帮助下将儿子的断指包扎了回去，希望能有奇迹发生。6 天后，鲍尔弗解开绷带的时候发现，那三根断指的皮肤和指甲都脱落了，但是脱落的地方正在重新长起皮肤，这让鲍尔弗高兴不已。后来，鲍尔弗儿子的手指完全恢复了，不仔细检查完全看不出与正常手指有什么不同。此后，皮肤桥、黏合剂以及木夹板陆续被用于断指再植。这些尝试说明，在一定程度上将断指吻合后，血管可以自发再通。但是，这种血管自发再通是有限度的，如果能直接在手术时将断指处血管吻合在一起，将大大提高断指再植的成功率。

1887 年，霍尔斯特德在没有离断股动脉和股静脉的情况下成功地将一只狗的后肢移植到对侧。1903 年，霍普夫纳（Edmund Höpfner）对三只狗的后肢进行了部分截肢和移植，并吻合了股动脉（他没有切断股骨、坐骨神经和股静脉）。术后第一天和第六天，前两只狗的血管吻合处形成血栓而导致狗死亡，第三只狗在术后 10 天换药时死于麻醉并发症。1906 年，卡雷尔（Alexis Carrel）对一只狗进行了世界上第一例完全的肢体血管吻合再植。他将一只狗的后肢股骨中段截去，然后用端对端缝合的方法将股动脉、股静脉重新吻合，用银丝缝合稳定股骨，用丝线缝合修复坐骨神经，用羊肠缝合修复肌肉和腱膜。术后 24 小时，移植成功，但是术后 33 小时，狗的肢体开始变冷和水肿。尸检发现失败的原因是包扎过紧，而吻合的血管仍然是通畅的①。卡雷尔也因其在伤口愈合、组织培养、移植和血管吻合方面的成就，于 1912 年被授予诺贝尔生理学或医学奖。

在 20 世纪早期和中期动物实验肢体再植的背景下，外科医生已经准备好在临床实施断肢再植。1929 年，亚历山大·弗莱明（Alexander Fleming）发现青霉素；1936 年和 1941 年，肝素和香豆素的抗血栓作用先后被发现；1942 年，斯塔德（Stader）和沙尔（Shaar）首创手法复位夹板外固定法。至此，断肢再植的三个主要障碍：感染、血栓形成和骨固定已经解决。然而遗憾的是，第二次世界大战期间并没有成功的断肢再植被报道。直到 20 世纪 60 年代，才出现了成功的现代断肢再植案例。

1962 年，一名 12 岁的男孩因为右侧肩膀以下的手臂被一辆货车压断而被送到了麻省总医院。在判断男孩生命体征稳定后，医生决定给他进行手臂再植。首先，对断臂的动脉灌注含肝素、杆菌肽和新霉素的溶液，进行动脉造影发现动脉是通畅的。术中修复了两条臂静脉、腋动脉、四根主要神经，以及健康的肌肉和肌腱，

---

① 在医学发展的历史长河中，实验动物为人类做出过巨大的贡献，没有它们的参与，就没有现代医疗技术的进步，实验动物的福祉也得到越来越多的重视。

肱骨用髓内钉固定。术后患者接受了抗生素治疗，但没有使用抗凝药物。之后，医生又对他的神经进行了修复。术后20个月，患者再植的上肢恢复了一定的力量、感觉和活动能力。14年后，患者在一个汽车维修站全职工作，手指感觉良好，屈曲性好，但是伸展性差。在这些报道之后不久，陈中伟于1963年在上海市第六人民医院实施了断手再植手术。

1963年，中华人民共和国成立仅十余年，工业化水平仍较为落后，劳动防护设施相对匮乏，工伤事故时有发生。甚至，在工厂里流传着这么一句话："工龄越长，手指越短。"1963年1月，上海机床钢模厂青年工人王存柏在操作机床时出现了意外，他右手腕关节以上一寸被完全切断，血肉模糊。他的同事立即将王存柏和那只断手（放在手套里）送到了上海市第六人民医院。按照当时的医疗条件，面对一只被完全截断的手，外科医生能做的只有简单的清创、包扎，待伤愈后再安装假肢。可是，对于一个青年工人来说，没了一只手，就丧失了劳动力。面对工友们的哀求，时年34岁的骨科主任陈中伟当机立断，决心尝试对王存柏进行断肢再植。尽管以前从未尝试过这个手术，但陈中伟已经对这一医学难题进行了多年的研究，这也是他敢于尝试的底气。

当时，上海市第六人民医院没有用于血管吻合的缝针和缝线，血管外科钱允庆觉得可以采用套接法吻合血管。但是，当时医院最细的套管是 4 毫米，而断手的血管直径只有 2.5 毫米。手术室护士长提出可以把套管浸在热水中逐渐拉长，管壁变薄的同时直径也会发生改变，这样就可以制作出符合手术要求的血管套管。于是，血管套管的问题解决了。灭菌消毒后，钱允庆和陈中伟一起用套接法吻合了王存柏的动脉和静脉，成功重建了断手的血液循环。在没有显微镜的情况下，他们对肌腱、神经等进行了缝合，对断裂的尺、桡骨进行了固定。历时七个半小时，患者的右手被成功接了回去并且红润了起来。

术后经过精心护理，患者不仅生活可以自理，还能工作以及打乒乓球。

有趣的是，1962 年的那个病例是 1964 年才报道的，而陈中伟 1963 年便将自己做的断肢再植手术报道了出来，因此在 1964 年在罗马召开的第 20 届国际外科学会大会上，陈中伟 1963 年所做的这例断肢再植手术被公认为"世界首例断肢再植"。

断肢再植的另一次革新是手术显微镜的应用。1921 年，瑞典耳鼻喉科医生 Carl Nylén 发明了手术显微镜，用于中耳的显微外科重建。直到 1960 年佛蒙特大学的雅各布森（Julius H. Jacobsen）和苏亚雷斯（Ernesto L. Suarez）的尝试，手术显微镜才被用于小血管的重建。结果表明，显微外科技术显著提高了小血管吻合的质量，尤其是对直径小于 1 毫米的血管吻合至关重要。1965年 7 月，日本奈良的小松重雄（Shigeo Kamatsu）和玉井进（Susumu Tamai）进行了第一例成功的完全断指再植显微外科手术。自 1964 年以来，他们多次尝试断指再植，并最终成功再植了一名 28 岁男子被钢铁切割机切断的左手拇指。我国在 1964 年 7 月便有部分成功的断指再植显微吻合，但是直到 1966 年 1 月才完全成功。在随后的时间里，我国断肢再植手术日益普遍，目前断肢再植成功率已超过 80%，曾经的奇迹逐渐变为现实。

我们在生活中如果遇到断指等意外事故，应使用干净的纱布或其他物品包裹断指，放入干燥、密封的塑料袋中。然后在塑料袋周围放一些冰块，及时送医就诊。

第十三章

外科『兵器』博物馆

"有时去治愈，常常去帮助，总是去安慰。"

——*Edward Livingston Trudeau*

竭尽全力

这个病人五十多岁，在他妻子的鼓励下来到我的门诊。我礼貌地问，"您是病人？请坐。"他说，"大夫，我坐不了。我要能坐就不来找您了！"我抬头看了一下他，五十多岁，胡子拉碴的，眼窝深陷，消瘦的面颊看上去完全没有什么皮下脂肪，皮肤干燥而没有光泽。"大夫，我先生是直肠癌。曾经在外院做过手术，一年多了。最近复发了，他不愿意看，肿瘤长得挺快，现在他的肛门那儿都烂了！他不好意思，每天在家凑合，但是肿瘤烂得越来越大，坐也不能坐，非常痛苦。现在不光是烂，还有臭味！"病人的妻子说。

"大夫，我说吧，不是我不愿意看，这个病去了几个医院都说没治了，而且花费巨大。我都五十多岁的人了，每天不能和他们坐一起，臭气熏天。今天来之前好好洗了，换上纸尿裤，就是怕人家大夫嫌弃，周围人讨厌。我其实活了这么大岁数，真的无所谓了，关键是我下岗了，没有多少收入。两个孩子，小的上小学，大的明年考大学。反正治不好，又讨人嫌，还不如死了算了。我活着也是大家的负担！哪有钱做手术？孩子要养，家要养啊！"病人说到这儿，眼圈红红的。"谁说你是负担了？"妻子开始大声起来，眼泪像断了线的珠子一串串地掉了下来。"大夫，您甭听他的，我们要治！孩子要有爸爸！"妻子坚定地说。"好吧，你们说说是怎么个情况。"我说。病人介绍，他五十多岁，五年前下岗了。常规体检查出直肠癌，肿瘤在离肛门较近的地方。不想改道，找了个一般的医院，医生说能切，最后做了局部切除。后来，肿瘤很快复发了，病人就一直找个体医生给治，钱花了不少，却不见疗效，肿瘤越长越大，后来就破溃了。

我仔细检查了病人的会阴部，肿瘤非常大，在我的职业生涯中算是见到的肛门会阴部最大的肿瘤。但是，好的方面是它并没有远处转移，还是有治疗的机会。我和他说："你的肿瘤很大，是否可以先化疗，让肿瘤缩小，然后再做手术？""大夫，我们去年就做过化疗，他对化疗不耐受，副作用太大了，难以坚持。我们在 X 医院肿瘤科做了两个月，肿瘤也没小，人却瘦了一大圈儿。"病人的妻子说。

"看来，只能手术了。但是这个手术很大，术后恢复不一定理想。您能接受吗？""能接受，只要您能答应给手术我们就全听您的。"这个病人住院检查，经过仔细分析，我们决定给他做手术。手术是多学科联合作战，我先进腹腔，找到直肠，游离好直肠的上段，横断直肠，做腹壁肠造口，然后把腹腔关闭，给病人翻个身。再从病人的后面打开骶骨前，由于肿瘤对骶骨有侵犯，我们联合骨肿瘤科医生一起做了联合骶骨切除术。最后请整形医生给他做了皮肤整形修复。手术持续了十多个小时，家属在外面等得心急如焚。手术结束了，我出来和家属看标本。

"M 家属，您过来，我给您看看手术标本。"我对病人的妻子说。

"这么大？"家属看到我用一个大的容器装着切除的标本，吓得她不由自主地向后退了一步。

"您看看，这是肛门，肿瘤完全侵蚀了肛门和周围的组织，这是骶骨，就是我们常说的尾巴骨。手术结束了，整形修复也完成了。手术非常成功。"我说。

"太感谢您了，我们全家感谢您！"病人的妻子看到切除的标本，内心充满喜悦和激动。这么多年，陪着老公到处就诊，听到的都是否定，看到的都是医生摇头。今天，终于完成了手术，长时间压在自己心里的大石头，终于给搬走了。妻子流下了感激的泪水，和女儿相拥而泣。

手术后的半年里，病人每个月来我门诊复查，妻子说，自从出院，他像换了一个人，每天非常开心。尽管肛门没有了，但是我们的手术非常成功，他可以像往常一样和家人一起吃饭，这在手术前是不可能的。因为肿瘤的腐败坏死、局部积脓加上粪便污染，每天身上臭气熏天，他不愿意和别人接触了。她夫人给我看他们的录像，一家人可以在一起吃团圆饭了。患者的女儿经历了父亲生病、手术的全过程，立志要学医。第二年，这个女儿考上了北京的一所医学院。对于复发的直肠癌，特别是巨大的肿瘤，侵及骶骨，手术难度非常大，是大多数外科医生不愿意涉及的"禁区"。这类病人其实不少，只是临床医生们觉得这个手术难度非常大，术后的并发症多，很可能会引起医患纠纷，所以不愿意接手。M 先生的手术给我们了信心，我们的团队也一直在探索。

两年多以后，M 先生的肿瘤又复发了。他的妻子带着他来到我门诊，我仔细分析了病情，认为无法再手术，只能姑息治疗。M 先生的脾气也更坏了。他在诊室里就和妻子吵了起来，而且声音非常大！我看不过去了，对 M 先生说："老 M 啊，你发什么脾气啊？你能有今天不都是你妻子照顾得好吗？她为你付出了多少？这样的老婆哪里找？你怎么这样对待她呢？" M 先生听了我的话，不说什么了。他的妻子在一旁暗暗落泪。其实，每一个癌症的家庭都有自己的心酸与痛苦。亲情与爱情，肉体的磨难，心灵的折磨，一天又一天，耗竭着家庭中有限的资源，同时又考验着人们用爱筑就的生命的长城。有一天，这个长城崩塌了，一切就都归零了。尽管人生的列车还在向前，但是，我们都依次下车了。

又过了几个月。M 先生的妻子来到我们的门诊。"老 M 走了，他没了折磨，没了痛苦，我们也安心了。谢谢您，顾大夫，我能拥抱您一下吗？"她说。我说："当然。"

手术刀简史

说到直肠癌的联合骶骨切除，我们要和骨科医生一起切断骶骨，切除手术的各种器械已经发展得很成熟。我们看到骨科医生用的电钻、各种精准的测量设备，真是眼花缭乱。我们在做医学生的时候，手术器械还没有这么复杂。外科医生的基本功还是"切开""止血""结扎""缝合"这四门功课。记得和老大夫上手术，一个腹部切口，一刀下去，好多的出血点，那时候，没有现在的电刀，我们都是用血管钳一个一个出血点结扎。老师坚持教我们用"0"号丝线结扎这些小的出血点。这种"0"号线非常细，稍微一用力就会断。当然肯定会挨老师的骂！我们今天的手术，有非常细的丝线，可以是"000"号的线，当然是连着一个针的，这样的丝线才可能缝合非常细的血管。这样看来，今天的外科医生真的是太幸福了。

在手术的过程中，在病人的一侧，通常会有一个台子，上面摆满了各种各样的手术器械，比如大大小小的剪刀、止血钳等。如果病人是清醒的，估计很多人都会对它们"望而生畏"。正如士兵上战场不能没有枪一样，外科医生在手术时也离不开这些器械。而在这些器械中，最具代表性的莫过于手术刀了。

最早的外科手术刀并不像现在这个模样，一提到它们的名字，外科医生的脑海中就能自动呈现出它的样子。在原始社会时期，任何锋利的物品都有可能充当手术刀的角色，用于做早期的外科手术，比如锋利的石头、动物的牙齿、棕榈树的叶子，以及人类自己的指甲等。考古资料显示，公元前8000年左右便有人类使用尖锐的石头对颅骨钻孔。公元前3500年，冶炼技术的不断发展使金属器具代替了石器，也使手术刀从铜制、青铜制演变为公元前1400年左右的铁制。公元前400年左右，西方医学之父希波克拉底首次将这种宽直、单刃、锋利的刀刃定义为手术刀，他使用了"macairion"这个词，这个词来源于"macgaira"，指的是一种古斯巴达佩剑。

公元5世纪后，宗教统治的"黑暗时代"开始了，医学包括外科学在这段时间停滞不前。公元10世纪，一名阿拉伯外科医生开发出了许多以前不为人知的外科器械，被誉为"外科手术之父"，他就是出生于西班牙的阿尔布卡斯 [Abu al-Qasim Khalaf ibn Abbas Al-Zahrawi（Albucasis），936—1013 年]。阿尔布卡斯在外科领域具有丰富的经验，开发了许多外科技术。他是碎石术的创始人，也是最早采用在尿道内粉碎结石的方式使结石排出的医生。在阿尔布卡斯的《医学宝鉴》第 30 卷中，他介绍了 200 多种手术器械及其适应证，其中大约 100 种是他自己发明的。其中，阿尔布卡斯使用"Mibda"这个词表示任何类型的外科手术刀。此外，阿尔布卡斯还描述了用于治疗特定疾病的特殊类型的手术刀，如用于治疗严重腹部损伤的手术刀像一根马球棍，而治疗男婴尿道闭锁时，则使用一把非常窄的刀。这些外科器械的完善引发了西方外科手术的革命，并对后世产生了重要影响。

历史上，手术刀的刀柄都是用装饰华丽的木材或象牙制成的，但消毒灭菌技术发明以后，为了适应防腐和热灭菌技术，它们在 19 世纪后期被金属刀柄所取代。手术刀开始是一个整体，不可拆卸。因为刀片很容易变钝，所以需要一名手术室技术人员在术中对这些手术刀进行打磨和消毒。这导致术中经常需要等待手术刀打磨好，延误了不少时间。随着硬质合金的发现以及模具工业的进步，镀镍或镀铬的碳钢手术刀逐渐被不锈钢取代，以克服变钝和生锈的问题，并催生了一次性刀片时代。

1905 年，金·吉列（King Gillette）发明了一种刀片，在术中可用止血钳夹住刀片进行操作，这便是现代外科手术刀的雏形。然而，吉列发明的刀片尽管锋利，但是其精准性仍不尽如人意。

我们如今熟知的现代两件式手术刀，很大程度上起源于一位名叫摩根·帕克（Morgan Parker，1892—1976 年）的工程师。高中毕业的帕克在与

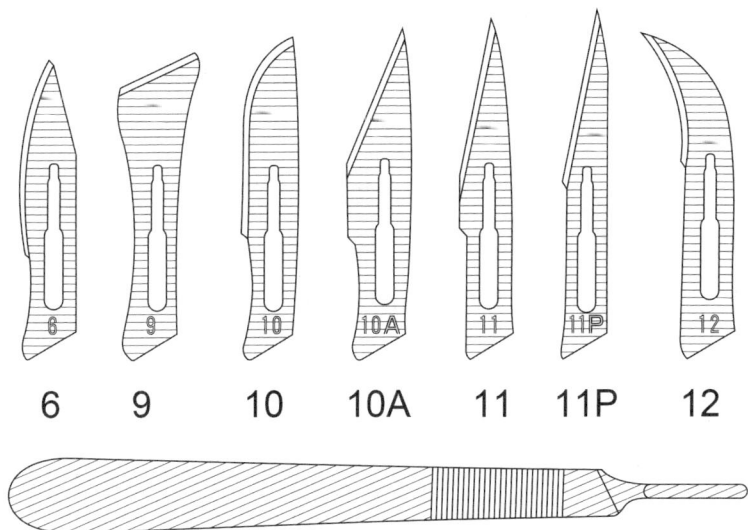

| 6 | 9 | 10 | 10A | 11 | 11P | 12 |

手术刀柄和不同型号刀片

一位叔叔的聊天中了解到了手术刀片的缺陷，1915 年，帕克成功地发明了一种两件式手术刀，并申请了专利。这种两件式手术刀由一个金属手柄和一个手术刀片构成，使用时将手术刀片锁定在金属手柄上，刀片很容易进行拆卸更换。同年，帕克向美国外科医师学会展示了这一手术器械，美国外科医师学会鼓励帕克将其发明的手术刀量产。但是由于缺乏资金，帕克不得不寻求赞助商的支持。帕克通过浏览纽约电话簿的"医疗供应商"一栏来寻找投资的合作伙伴，并联系了名单上的第一家公司——C.R. 巴德公司。巴德公司创始人查尔斯·拉塞尔·巴德（Charles Russell Bard）与帕克一拍即合，两人共同成立了巴德 - 帕克公司，帕克持有新手术刀的专利，而巴德则为他提供资金支持和办公场所。他们对帕克的原始设计进行了改进，最终生产了磷青铜合金的手柄和刀片，不同型号的手柄和刀片用数字来标识。因手术刀片形状弯、小、薄，状如柳叶，故又称为"柳叶刀"。

手术刀对外科医生的重要性不言而喻，但人体内血管尤其是毛细血管纵横交错，手术刀切割组织的同时往往伴随着血管的断裂，导致出血，掩盖手术操作视野的同时也会对患者造成一定程度的损害。如何在切割组织的同时减少出血呢？在史前时期，人们发现热烧灼的方法可以用于止血，中世纪的欧洲便主要使用热油法和灼烧法用于伤口止血，直到帕雷（Ambroise Paré）成功发明了血管结扎。手术过程中，如果对每一根出血的血管都进行结扎，无疑会大大延长手术时间，而术中使用热油或者加热金属止血显然也是行不通的。1809年，英国科学家汉弗里·戴维（Humphry Davy）发现在两根炭棒之间的弧光放电产生的高温可以熔化金属，后来又有人发现大电流通过金属导体时会使导体发热、发红，甚至熔化。随着电气技术在整个19世纪的发展，威廉·莫顿（William.g Morton）于1881年第一个证明频率为100千赫的振荡电流可以通过人体而不引起疼痛、痉挛或烧伤。

1900年，一位名叫里维埃（Joseph Rivière）的巴黎医生在治疗一位手背有溃疡的患者时，不小心碰到了一个金属电极板，电极产生的电弧火花使他的皮肤凝固，但是却没有烧伤。这让他灵光一现，使用"火花"对这个病人进行治疗，溃疡竟真的愈合了。于是，里维埃在1900年巴黎举行的第一届国际医学电学和放射学大会上报告了这项工作。此后，波齐（Simon Pozzi）使用了"电灼术"一词，并且发明了一种更高频率、更高电压、更低电流的装置来治疗皮肤癌。1910年，克拉克（William

Clark）通过增加电流和降低电压进一步改进了这一装置，以获得能够深入组织的电火花，克拉克也成为第一个安全地使用电外科工具来移除皮肤、头、颈、乳房和宫颈恶性病变的美国人。在这些基础之上，威廉·波维（William T. Bovie，1882—1958 年）发明了大名鼎鼎的"电刀"。

波维于 1882 年出生于密歇根州，他的父亲是密歇根州奥古斯塔的一名外科医生和兽医。或许是遗传了父亲热爱学习以及好奇的天性，波维在很小的时候就喜欢摆弄电子设备。1900 年，18 岁的波维失去了父亲，家庭经济情况急转直下。为了挣钱上大学，波维考入卡拉马祖（Kalamazoo）的一所商学院学习速记技能。1902—1904 年，波维在密歇根州的阿尔比恩学院担任生物助理，然后进入密歇根大学学习，并于 1908 年毕业。波维的第一份工作是在哥伦比亚市的密苏里大学担任生物学助教，并在那里获得了硕士学位。在此期间，他娶了他的学生亚当斯（Martha Adams）为妻，然后夫妻俩一起去了哈佛大学读博。博士毕业后，波维在哈佛癌症委员会担任研究员，彼时他对生物物理学领域产生了浓厚的兴趣。不幸的是，在这段时间里，波维被认为是一个既自负又暴躁的天才。但是波维对这些评价置若罔闻，并开始研究紫外线和辐射对活组织的影响，以及关注血红蛋白的物理性质。为了改进当时由克拉克发明的电产热设备，波维增加了电流频率，同时还安装了一个可供外科医生进行切割、凝固的"手术回路"。波维是第一个提出不同电流可以用于凝固而不只是切割人体组织的科学家。1926 年 10 月 1 日，波士顿彼得·本特·布里格姆医院的哈维·库欣（Harvey Cushing）医生首次使用波维设计的电外科器械，从一位 64 岁患者的头部切除了一个增大的血管瘤。库欣几天前曾试图切除这个血管瘤，但因为出血而不得不中止。而波维设计的这一设备包含两个独立的电路，一个用于游离组织，另一个只用于凝固止血。这个设备就是我们今天仍然使用的"电刀"。波维和库欣之间的合作促进了临床和基础的结合，标志着医学进步和转化研究的时代来临。

当使用电刀进行切割以及凝固止血时，热损伤的风险是不可避免的，热传递到组织的时间和温度，以及随后组织冷却的速度，都会影响损伤的严重程度。为了解决这一问题，科学家尝试使用超声波的能量。超声波也是一种声波，只不过我们人类的耳朵无法听到。1922 年，超声波被正式定义，随后便被用于临床治疗。我们更熟悉的是其在影像方面的作用，最典型的就是为人所熟知的 B 超。B 超主要利用的是超声波的反射以及折射，但是超声刀利用的是超声波的能量。尽管超声刀使用时也会产生热量，但研究表明，相比于电刀，超声刀造成的热损伤明显更小。

第十四章

外科技术的变迁

"外科医生应该永远记住：手术不是外科的同义词，外科的主要目标不是手术，而是治愈病人。"

——*Max Thorek*

1.

总是在安慰

　　一个大学同学，得了乳腺肿物，找到我给安排住院手术。

　　各项检查做完，安排了周二手术。那天我特意到手术室，我的同行要先给她做肿物活体组织检查（简称"活检"）。什么是"活检"？事实上，我们外科医生在做任何肿瘤的切除以前，只要有可能，都要进行组织的活检——"活"的意思是从病人身体中取出我们认为可疑的肿瘤组织，通常可以用一个细针，经过皮肤直接扎到肿瘤组织。如何判断我们的针没有跑偏呢？一般是在超声等影像技术引导下，发现肿瘤，测量它的深在位置，然后用细针扎到组织中，取出一小块组织。这些组织要制成病理切片拿到显微镜下进行观察，就是"检"——检查一下看看这个肿瘤是良性的还是恶性的。遇到一些比较表浅的肿瘤可以直接切除再送病理检查。

因为如果组织活检显示肿瘤是良性的，行局部切除就好。如果是恶性，我们可能不仅仅要切除肿瘤，还要做相应的区域淋巴结清扫。乳腺科医生做了活检后，要送到病理科进行快速病理检查。如果病人的病理报告是良性的，那就做局部切除，如果是恶性，就要"根治"了！

我的同学做完了活检，医生要她在手术室的走廊里等待病理结果。如果活检结果是乳腺癌，就立即重新消毒铺巾，准备大手术。如果是良性的，就马上回病房。等待时间是四十分钟。

这是一个漫长的等待，您想想，病人在手术室里，冰凉的走廊，等待的是一个未知的消息——如果是坏消息，就意味着患者被诊断为乳腺癌！今后的生活怎么办？患者会越想越害怕，而繁忙的手术室，没有人会理会她正在承受的煎熬。如果她等来的是好消息——"良性的，可以回去了"，兴奋的也只有她自己，没有欢呼雀跃，还是要默默地等待护士姐姐把她送回病房。尽管只有短短的四十分钟，但是依然会觉得仿佛时间此刻已经停滞，甚至能够听到自己的心跳的声音。好像一个无助的人等待着一个不愿意听到但是一定会来的声音。她可能特别期待手术室的那扇门打开，也许真的希望那扇门别打开，因为如果是坏消息，希望它至少迟一点儿再来。

　　我同学正是要在这四十分钟后得知自己是否已经罹患乳腺癌！这是一个生死的等待吧？对于任何一个人来说都是漫长而焦虑的等待。

　　我刚刚做完一个小手术，来到了她的旁边。她静静地躺在手术车上，闭着眼睛。我注意到，她的手在颤抖。

　　"嗨，想什么呢？"我问。

　　　"嗨，你不是有手术吗？"

　　　　"刚做完一个，看到你在这儿。怎么样？紧张吗？"

　　　　　"能不紧张吗？第一次躺在医院的手术台上，上周我还在给别人看病呢！"看得出，她真的是很紧张。她是我们隔壁班上的，个性非常突出，是出了名的天不怕地不怕的"烈女"，班上的男生都怕她。记得我们学生时代一次一起去内蒙古，天气非常冷，她号召大家一起跳舞，围着篝火，大家的热情都被她的激情感动，一时间觉得非常暖和。想不到，她得了乳腺肿瘤，要做手术。记得安排住院时她还问我，"下周门诊停还是不停？"还是一副满不在乎的样子。

　　　　　"你们班上周的聚会人多吗？"我有意扯一些与此无关的话题。

"来了不少人……"

时间在不知不觉中过去了。

"你的病理出来了，你得再做一次手术。"

"行啊，我就交给你们了。"她得知病理
是恶性，含在眼里的泪水终于落了下来。她努
力保持镇静，手术车被再一次推进了手术室……

这是十年前的事情了，我其实已经淡忘了。
一次，在学校的会议上，她跑过来和我说，"嗨，
上次的那次聊天你还记得吗？就是在手术室，在我
等病理活检结果的时候？"

"我都说了什么？我都忘了，其实就是陪你聊聊，
免得你在手术室里觉得太恐怖。"

"那次谈话我终生难忘，那是我最无助，最孤独
的时候。你知道我的性格，我从小到大，都是天不怕地
不怕。那天的等待，我想得很多，有点害怕了。我想到
我的未来，我甚至不知道我还有没有未来。我的工作怎
么办？我的孩子怎么办？我才五十岁，事业上正当年，
我每天的工作是给别人做思想工作，解决别人的心理问
题，谁知道我也需要心理帮助。我在等候坏消息的时
候，内心最脆弱的东西被触动了，我突然意识到，我
在等待一个生与死的审判！你说无论你多坚强，一个
生与死的选择时刻突然摆在你的面前，你能那么淡定

吗？我需要活下去，我还有好多事要做，所以我那时候多需要人帮助啊。家属不让进来，我躺在冷冰冰的手术车上，要不是你陪我聊聊，真不知道我要如何度过那段艰难的时光呢！"

医生在治病救人，为病人带来希望，但有一天医生也会生病。我有时候要在手术室里和等候手术的人唠家常，都不是和病有关的，为的是舒缓他们紧张的心情。有人总把医生形容为天使，其实医生不是天使，只是帮助人们解除病痛的人。

有时候医生做不了什么，给病人的只能是安慰和祝福。原谅医生吧，他们尽力了。最近又遇到了她，我的老同学精神矍铄，依然是意气风发的样子。一切都恢复如初。现在乳腺癌的诊疗技术得到了长足的发展，即使诊断了乳腺癌，手术也是局部切除加淋巴结清扫，这些并没有改变她的生活。纵观外科手术的发展，乳腺癌手术就是一个典型的范例，经历了从乳腺切除—根治手术—扩大手术—超扩大手术到综合治疗的逐渐缩小的手术。经过漫长的演进，如今的外科手术向微创化、多学科综合治疗的模式转换。

2.

"小—大—小"——手术范围发展史

20世纪以来，手术相关技术领域发展迅猛。自人类历史上第一次有记载的外科手术开始，几千年的临床实践极大地推动了外科技术的发展。进入21世纪，外科操作的仪器设备、成像技术和人工智能技术等均取得了前所未有的进步，也为外科手术逐渐走向精准化治疗奠定基础。外科医师对于手术范围的认识，也经历了从小到大、再从大到小的转变。

手术范围的大小，一直是困扰外科医生的难题。在这个问题上，乳腺癌手术技术的发展最有发言权。作为现如今困扰全球女性的第一大癌症，乳腺癌的存在是癌症治疗领域的一只"大老虎"。最新统计数据显示，在中国所有女性癌症患者中，乳腺癌患者的发病数占比近17%，位列第一。近年来，男性乳腺癌患者数量也在不断增多。目前，乳腺癌的治疗方案依然以外科手术为主。乳腺癌不仅威胁着患者的生命安全，由乳腺癌手术产生的美容美观问题也对患者的心理健康及自我认知产生着巨大影响，而这些也影响着临床医生的决策。患者的诉求，不仅在于活着，更要活得"漂亮"，越来越多的乳腺癌幸存者希望尽快恢复正常生活。在不影响生存的前提下，手术瘢痕最小化和美容效果最大化是乳腺癌根治术追求的目标。由此，乳腺癌根治术的发展，经历了切除范围由小到大、再由大到小的转变。

乳腺癌的故事要从公元前 3000 年说起。

已知的第一个与乳腺癌有关的文献，将其描述为"乳房胀大，肿块呈蔓延、坚硬状，触摸乳房就像触摸一个绷带球"。古希腊时期，亚历山大港的医生列奥尼德斯（Leonides）首次使用"焦痂切开术"治疗乳腺癌，即切开和烧灼乳房交替进行，但患者大多死于术后感染。100 年后，克劳迪亚斯·盖伦（Claudius Galenus，129—199 年）使用这种方法首次治愈了一个乳腺癌患者，该手术方法的使用一直持续到 18 世纪。彼时，外科医生让·路易（Jean Louis）曾主张在乳腺癌手术中保留所有未受肿瘤侵犯的皮肤（包括乳头乳晕复合体），首次提出"保留乳头的乳房切除术"。不幸的是，他因此被打入异教徒行列，这种手术方法也没有被采纳。18世纪至19世纪初，因无差别地扩大切除和较差的预后，乳房切除术的数量急剧下降。直到19世纪末，一场关于乳腺癌根治术的革命才正式开始。

伟大的威廉·霍尔斯特德（William Halsted）医生是咱们的"老熟人"了。除了建立美国外科医师规范化培训体系，霍尔斯特德同样是乳腺癌改良手术的先驱者。1882年，在纽约的罗斯福医院，霍尔斯特德在麻醉和无菌技术的支持下首次引入根治性乳房切除术的概念，并于1894年11月在约翰·霍普金斯医院发表了这次手术经过。霍尔斯特德乳房切除术是一种激进的根治手术，需要完全切除乳房及其所有皮肤（因此需要皮肤移植来覆盖胸壁），去除Ⅰ、Ⅱ和Ⅲ组腋窝淋巴结，并切除胸大肌和胸小肌，目的是实现对乳腺癌的局部控制。这是因为乳腺癌的复发转移与附近的淋巴回流密切相关，因此腋窝淋巴结首当其冲；切除胸大肌是因为其中有注入胸骨旁淋巴结的淋巴管；切除胸小肌则是因其位于乳腺淋巴管注入腋窝淋巴结的路径上。在职业生涯后期，霍尔斯特德推荐乳腺癌根治还应追加去除背阔肌、肩胛下肌、小圆肌和前锯肌。霍尔斯特德术式使乳腺癌患者的死亡率大幅降低，在此后的70年里一直是乳腺癌手术的"金标准"。然而，这种术式所引发的严

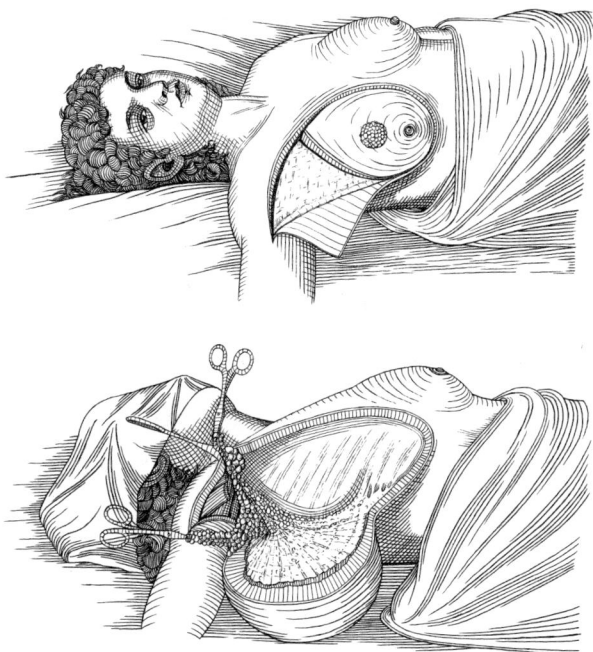

霍尔斯特德乳腺癌根治术示意图

重并发症也不容忽视。首先，巨大的创面完全愈合
十分困难，淋巴水肿和手臂活动受限也普遍存在，
最终引发慢性疼痛综合征。由于此前的一个多世纪
里，外科医生面对巨大的肿瘤还处于束手无策的阶
段，业界普遍认为似乎只有极端的手术才能提高患
者治愈的机会，因此在那时，术后并发症也是可以
接受的。尽管采用这种激进的方法使乳腺癌患者

的生存率有所提高，但患者整体预后仍然较差，5 年生存率仅为
13% ~ 40%。

20 世纪 50 年代，乳腺癌患者的另一个"福
音"出现了：硅胶植入物使乳房重建成为可
能。然而，这种美容重建还不能立刻付诸临床
实践，原因有二：首先，乳腺癌确诊后的三年
内是复发转移的高危时期，因此想要实行乳房重
建须确保患者进入安全期；其次，这种乳房重建技
术仍处于起步阶段，手术及相关并发症风险尚未明
确。彼时，大多数乳腺癌患者接受的都是霍尔斯特德
术式，没有任何可用于乳房重建的肌肉和皮肤，因此
盲目进行重建是不可行的。但是，广大的女性乳腺癌
患者已经等不及了：乳房是女性自我认知的重要组成部
分，只要能找回自己丢失的尊严，她们愿意付出一切！

为了在保证患者生存的前提下优化术式、维护女
性患者有尊严的生活质量，外科医师们开始思考是否应
适当缩小乳腺癌根治术的手术范围。库什曼·哈根森
（Cushman Haagensen）是纽约哥伦比亚大学的一位外
科医生和病理学家。他注意到，乳腺癌切除范围的扩大
并不能与患者总体生存的改善成正比。1948 年，帕蒂
（David H. Patey）和戴森（W. H. Dyson）引入了乳腺
癌改良根治术的概念——仅切除整个乳房、部分皮肤

（包括乳头乳晕复合体）以及清扫腋窝淋巴结，保留胸大肌、胸小肌及其他肌群，并报道了与此前的乳腺癌根治术金标准相近的生存率及局部复发率。1979 年，结合多个临床研究和学术会议讨论的结果，乳腺癌改良根治术正式成为美国Ⅰ期和Ⅱ期乳腺癌的标准术式。改良根治术也给予了整形外科医生更多的操作空间，剩余的皮肤组织可以用来覆盖植入物以进行乳房重建。然而，对于乳房残存的娇嫩皮肤来说，硅胶还是太重了，直接植入很容易造成皮肤撕裂。俗话说得好，"只要思想不滑坡，办法总比困难多"，组织扩张器因此应运而生。在进行乳腺癌改良根治术时，外科医生就将"瘪气球"一样的扩张器放置于患者的胸大肌下。此后，医生定时将生理盐水缓慢注入扩张器，起到拉伸胸大肌的效果，直到扩张器达到预期的乳房大小为止，扩张的速度根据每个患者的皮肤完整性和患者的耐受性进行调整。几个月后，扩张器光荣下岗，一个永久性的、形态更逼真的植入物会代替它成为新的乳房，这样就成功降低了患者皮肤受损的风险。植入术后至少 6 周，外科医师可以尝试手术重建乳头，此后可以给患者纹上乳晕，乳房重建术就此完成。

乳房重建能修复乳房的外形，整形外科医生也因此认识到，保留乳头对于患者而言同样重要。乳头乳晕复合体是乳房的定义中不可或缺的部分，一旦切除只能选择用其他部位（如腹股沟区域）的皮肤来重建乳头。或者，医生可以在行乳房切除术时将切除的乳头乳晕复合体"埋入"患者的腹股沟中，然后再将其移植到重建后的乳房上。然而，学者们对这种做法的安全性存在质疑：复合体中可能残存的癌症组织是否会对人体产生不利影响？因此，这种做法很快被摒弃了。20 世纪 80 年代，随着自体组织移植技术的发展，改进乳头重建技术变得至关重要，人们在不断探索如何保留更多的皮肤及乳房组织。1984年，托特（Toth）和拉珀特（Lappert）提出了保留皮肤乳房切除术的概念，该术式仍然在切除整个乳房及清扫腋窝淋巴结的基础上进行，但通过精细的术前设计，可以保留更多的乳房皮瓣。根据定义，保留皮肤乳房切除术切除的原始乳房皮肤少于 20%，但要确保切除乳头乳晕复合体。事实证明，保留更多的皮肤并不会增加患者的复发率和死亡率。直到今天，保留皮肤乳房切除术和术后立即进行乳房重建仍是临床的标准术式之一。

乳腺癌的手术范围经历了从扩大切除到缩小手术范围的转变，这些外科技术的进步使得传统的乳腺癌根治术受到了前所未有的挑战。20 世纪末，"保乳术"的概念正式走上历史舞台：乳房肿瘤全切或部分切除加全乳外照射，通俗说就是只切肿瘤不切乳房，同时结合放化疗。这样的外科尝试十分大胆，女性患者对保乳的强烈需求也使得这项手术的推行成为必然。20 世纪 90 年代至 21 世纪初，美国 70% ~ 80% 新诊断的乳腺癌患者均接受了保乳术。术后如果出现局部复发，有 75% 的概率会出现在初次手术的区域，而不会出现在乳房的另一个象限。一旦肿瘤复发，二次手术就需要进行全乳切除的根治手术。乳头乳晕复合体的保留同样关键，研究表明乳晕受累并不会增加乳腺癌复发的风险，因为它不是乳腺组织的一部分，保留乳晕的乳房切除术也正式进入临床实践。

现在，基因检测技术的发展揭示了乳腺癌具有家族遗传性的秘密，一些特定的基因突变（现已证实主要为 *BRAC1/BRAC2* 的突变）会使患者罹患乳腺癌的可能性增加数倍以上，这也为防治乳腺癌提供了新的思路。针对有基因突变等高危因素的患者，可以建议其采用预防性对侧乳房切除术，即一侧乳房出现乳腺癌时预防性切除对侧乳房，但这项手术是否应持续推广仍有争议。总之，时至今日，外科手术结合放疗和化疗的综合治疗手段使乳腺癌患者的生存质量获得了显著改善。乳腺癌手术的发展，完成了手术范围从小到大、再从大到小的完美转型。

3.

多管齐下

我们知道，在外科的发展历史中，手术范围经历了从小到大、再从大到小的曲折改变，例如乳腺癌的外科治疗。而外科对肛管癌的治疗也历经了波折。

肛管是人的消化道的末端，这个器官是消化道的终极所在，而且是一个解剖结构十分复杂的部位。这个部位的黏膜上皮从组织学的角度讲有好多种，就像一个交通枢纽，但有一种黏膜上皮占了主导——就是鳞状上皮。其实就是我们在显微镜下观察的时候，这类上皮的着色有点像深海鱼身上的鳞片一样。人体这种位置生癌，患者非常痛苦，而且肿瘤会侵及肛门周围的神经，引起肛门部分的疼痛。同时，肛管癌还会引发大腿根部的淋巴结肿大（我们通常说的腹股沟淋巴结肿大）。在 20 世纪 70 年代以前，肛管癌的治疗主要是外科手术治疗。这个特殊的解剖部位，使外科医生不得不把肿瘤连同病人的肛门完全切除，同时要在患者的腹壁上开一个洞，把结肠末端吻合到皮肤上。因为我们已经把肿瘤切除了，肛门部位就用丝线缝合起来。手术后的病人感觉十分不好，因为没有了肛门，排便要从腹壁的造口排出。一般说来，造口就是用我们的结肠做成的，并没有肛门特有的括约肌。要知道，排便功能是一个复杂的生理过程，有许多的中枢神经、局部神经和肌肉以及附着在肛管周围的肌肉，负责肛门的开和关。负责关闭肛门的肌肉平时可以憋住粪便，不让粪便随意流出，真正排便时完全放开，让我们顺利排便。而位于腹壁的造口由于没有这些神经和括约肌的功能，在粪便排出时没有感觉，无法控制粪便的排泄，就导致我们必须给患者在造口上安装一个外接的袋子，而且这个袋子还要和皮肤无缝黏合好，这一切对病人来说是非常不方便的。在当时，得了肛管癌的患者，即使接受了这种不保留肛门的根治性手术，术后的 5 年生存率也仅为 40%～70%。换句话说，如果有 100 个人接受了这种手术，真正活过 5 年的人大概有 40～70 个。因此，考虑到病人的生活质量问题，包括没有肛门的不方便，同时还有一些病人因为手术的缘故丧失了原来的性功能和排尿的功能，引起了性功能障碍和尿失禁，外科医生和其他学科的医生试图寻找更好的保留肛门的替代方法。

1974年，韦恩州立大学的研究人员对肛管鳞癌患者的术前方案进行了实验，该方案由化学疗法和放射疗法组成，推动了肛管鳞癌的治疗进入新的时代。这也是外科领域通过其他方法替代外科手术的一个范例。研究者应用治疗消化道肿瘤的化疗药物氟尿嘧啶和丝裂霉素，同时进行放射治疗，照射总剂量为30戈瑞（Gy）。结果发现，采用该方案治疗的前3例患者肿瘤完全消退，成功保留了患者的肛门。在一项随访研究中，接受上述方案治疗的患者只有在有临床证据存在肿瘤残留的情况下才接受了抢救性不保肛手术。此外，该队列的5年生存率为67%，5年无结肠造口生存率为59%。事实证明，这种以化学治疗和局部放射治疗相结合的方法让患者免于外科手术，成功地保留了患者的肛门，获得了与外科手术一样的术后生存疗效。

第十五章

微创外科

"外科医生必须有鹰的眼睛、狮子的心和女人的手。"

——*William Stewart Halsted*

1.

"无痕女孩儿"

那是一个炎热的夏天，一个女孩因肚子疼来到我们的急诊外科。只见女孩儿身材高挑、亭亭玉立，20岁上下，表情十分痛苦。住院医师高大夫看到这个情况，马上过去问诊。一问才知道，这个女孩儿是舞蹈学院的大二学生。这些日子学校课程多，又有好多形体训练和练功的必修课，身体消耗很大，但是由于是舞蹈专业，要保持体型，因此不敢多食，多少有点营养不良。高大夫问了病史，之后进行了必要的体格检查，用手触诊时发现患者的腹腔里长了一个拳头大小的肿瘤！面对这样一个花季少女，高大夫不忍心直接告诉患者，就让我尽快过来看看。我用手摸了摸患者的腹部，高大夫的诊断没有问题，这个女孩儿大概率是得了结肠癌。她的腹痛是因为肿瘤比较大，已经占据了肠管的大部，导致肠腔阻塞，就是我们常说的肠梗阻。

283

下面的问题是如何告诉患者真实情况。孩子家是外地的，父母没有在身边，陪同她看病的是辅导员老师，一个三四十岁的中年女老师。老师看到我的表情，示意让孩子出去，留下和我交流。

"您是孩子的老师？"我问。

"是啊，我是她的辅导员。"老师说。

"我们现在初步判断，孩子可能是得了肿瘤。"我说。

"肿瘤？！"老师惊愕道，"这孩子才20岁，真的可能是肿瘤吗？大夫，您再给好好看看，这可是大事啊！我得马上和学校领导汇报。"老师变得紧张起来，毕竟这种情况在学校是很少见的。何况，这么年轻的孩子得恶性肿瘤，对谁来说都是不敢轻易相信的。

"当然，我们还要立刻给孩子做必要的检查，包括CT和超声检查，还要抽血。因为患者有急性肠梗阻，所以没法做结肠镜检查了。我建议您尽快和学校汇报，并立刻通知患者的家属来医院。急性肠梗阻需要急诊手术，到时候需要请家属签署各种医疗文书。"我和老师说。

"好的好的，医生，我立刻和学校汇报！但是，医生，孩子这么小，我怎么和她说呢？拜托您啦！您看，如何与这个同学交代真实情况呢？"老师显得束手无策，满脸焦虑和不安。

"老师，您放心，我和患者沟通。您尽快和学校联系。"

我说。

孩子的检查结果出来了，果然是升结肠癌！仔细询问孩子得知，她们家有结肠癌的家族史。孩子的母亲和一个舅舅也是结肠癌患者，但是都治愈了！

经过短暂的术前准备，我们和孩子的家长取得了联系，孩子的父亲也赶到了医院。出乎我们意料的是，这个看似柔弱的女孩，面对自己身上的肿瘤，出奇的理性和镇静。孩子说："既然我已经诊断了结肠癌，就积极面对。我的妈妈和舅舅都是结肠癌，他们活得好好的，我相信医生，一定能够治疗好我的疾病！"孩子的一番话，让我感到欣慰，同时也让周围的医生护士为之动容，她这么小的年纪，就有如此宽广的胸襟，积极面对的勇气，实在是让人钦佩！孩子的父亲看到自己的女儿如此坚强，也十分欣慰。

"大夫，我有一个请求！"孩子说这句话的时候，一脸真诚。

"你说吧。"

"大夫，我是学舞蹈的，舞蹈就是我一生的追求。我希望您能在做手术的时候让我腹部的切口尽可能小，因为我还要重返舞台！"孩子说，眼里含着泪水。

"孩子，你放心吧，我们用微创手术，给你最小的创伤！"我说。

"那太好了！大夫，咱们拉钩吧！"此刻，孩子天真的本性显露出来了。她伸出右手的小指，做出拉钩的动作。周边的人都被她的乐观和幽默逗笑了。我立刻伸出小指和她拉钩——这是我们的约定呦！孩子开心地笑了。

"但是，孩子，我也有个要求啊！"我说。

孩子一脸的懵懂，"大夫，您说。"

"等你恢复了，今后第一次登台表演的时候，一定要给我们几张第一排的优惠票啊！"我说。孩子和陪她来的同学们都笑了。

孩子满怀信心地说："没问题，大夫！"

我说："那也要再拉一次钩啊。"病房里充满了欢声笑语。

"微创"开创新时代

"由表及里"的改变，是外科技术发展的一个岔路口。在理发师兼职外科医师的时代，外科手术主要就是体表肿物切除等"表面功夫"，并未涉足胸腔和腹腔的人体内部结构。自外科四大"绊脚石"——解剖、出血、感染、疼痛得到控制后，外科医生才能涉足更为深入的手术操作范围，医生的柳叶刀可以放心地划开病人的皮肤深入肌理，开胸手术、开腹手术等高难度操作也成为现实。那么这是不是说明，外科手术的发展趋势是手术切口越大越好呢？事实并非如此。现如今，外科手术已经正式踏入微创时代，开腹手术也从腹部的一道长切口变为了小小的洞口，甚至没有切口。

在麻醉与抗感染技术成熟之前，外科手术通常不被人看好，只有在无路可走的时候，病人才会考虑外科手术，腹部手术更是如此。人体腹腔内大部分脏器都被腹膜所覆盖，腹膜能分泌黏液润湿脏器的表面，减轻脏器间的摩擦。在缺乏无菌概念以及抗感染技术的年代，腹部手术将不可避免地导致腹膜炎的发生，而腹膜炎在当时通常是致命的。因此，腹部手术令外科医生们望而生畏。

肠造口是腹部手术早期的一个尝试，从肠造口设想的提出到第一例成功的肠造口术，花了整整 83 年的时间。1710 年，法国医生利特雷（Alexis Littré）在观察到一位因肠道闭锁而死亡的婴儿尸体的时候，提出在腹部做一个切口，打开闭合的肠的两端，并将它们缝合在一起，或者至少将肠的上部带到腹壁的表面，在那里它永远不会闭合，但可以代替肛门的功能。直到 1793 年，杜雷特（C. Duret）医生给一位肛门闭锁的婴儿开腹做了乙状结肠造口，那名婴儿后来活到了 45 岁，肠造口术才成功诞生。

有报道的第一例开腹肿瘤切除术可以追溯到 1809 年。1809 年，45 岁的珍妮·克劳福德（Jane Todd Crawford）的肚子一天天增大。起初，珍妮以为自己怀孕了，而且怀的是双胞胎。后来，她找到了以法连·麦克道尔（Ephraim McDowell）医生，麦克道尔告诉她这不是怀孕，而是"卵巢增大"。当时的珍妮面临着两个选择，一个是在家等着，几周或者几个月后死去，另一个则是通过手术将增大的卵巢切除。在珍妮的要求下，麦克道尔决定为她做手术。然而，在当时，外科医生进行腹部手术几乎等同于谋杀，因为病人几乎无一例外地会死于术中或者术后感染。有些人认为麦克道尔就是蓄意谋杀，于是在手术那天，他们在麦克道尔家门口的大树上挂了根绳，声称只要珍妮一死，就把麦克道尔医生也绞死。麦克道尔医生没有理会这些人，专注于手术。在手术的短短25分钟时间里，麦克道尔医生切除了重达22磅（约9.98千克）的卵巢肿瘤，用温水清洗肠道，并且用含有黏合剂的缝合线缝合皮肤。术后珍妮并没有死，这可能与麦克道尔医生平时爱干净有一定的关系，最终珍妮活到了78岁。

随着19世纪麻醉和抗感染技术的发展，腹部手术也迅速发展，胆囊切除术、阑尾切除术等手术层出不穷。在保证外科手术效果的前提下，外科医生们逐渐开始思考如何减小手术的创伤，以减少术后并发症的发生，使病人能够更快地恢复。

腹腔镜、胸腔镜等微创手术的兴起与内镜技术的发展密不可分。内镜检查一词源自希腊语，意思是观察人体内部空间。自古以来，人们对人体内部结构便充满了好奇，传统的视诊、触诊、叩诊、听诊只能间接反映人体内部情况，远不如通过内镜直接看到体内情况更直接。

在内镜的发展史上，照明是一个长期严重困扰人们的问题。阿拉伯医生阿尔布卡斯（Albucasis）是第一个使用反射光观察身体内部的人，他使用一面镜子将光线反射到阴道穹窿，进而观察内部情况。1806 年，法兰克福的菲利普·博齐尼（Philipp Bozzini）医生创造了一种用于阴道、直肠和口腔的器械，可用于做检查，也可用于手术。博齐尼设计的内镜装置被认为是现代内镜的起源。此后，内镜不断被改进，但都是基于人体本身的自然腔道，如口腔、阴道等。直到 1901 年，才出现了第一次腹腔镜检查。

乔治·凯林（Georg Kelling），1866 年 7 月 7 日出生于德国德累斯顿的一个工程师家庭。1877 年 10 月 2 日，马克西米利安·尼采（Maximilian Carl-Friedrich Nitze）成功地在尸体上完成了第一台尿道镜和膀胱镜操作。1990 年，凯林博士毕业，他在博士期间研究的问题是"确定胃的大小"，博士毕业后，他选择在胃和肠道疾病领域继续深造。19 世纪末至 20 世纪初，凯林将注意力集中在胃肠道出血等问题，因为这在当时对大多数患者来说是致命的。凯林指出，腹腔出血是极其危险的，因为无论是呕血还是黑便，医生都无法确定出血的来源。唯一能够确定诊断以及提供治疗的方法是开腹手术。然而，开腹有可能会使患者的病情恶化。为了阻止血液渗入腹腔，凯林提出了一种非手术治疗方法：将空气注入腹腔使腹腔形成高压的环境，以减少出血。他将这种技术称为"空气充填"。1901 年，凯林利用自己的充气实验和其他欧洲科学家的生理学实验计算出，大约 50 毫米汞柱（约 6.67 千帕）的压力可以减少腹部出血。凯林在活狗身上进行了许多实验，证明这一方法是安全有效的，但是没有病人愿意让他在人体上进行尝试。为了观察空气充填法对腹内器官的影响，1901 年，凯林用尼采发明的膀胱镜直接通过腹壁插入腹腔进行观察，最早的腹腔镜就此诞生。

瑞典内科医师雅各布斯（Jacobaeus）是第一个将腹腔镜技术应用于临床的人。在他 1910 年发表的一篇文章中，报道了对 17 例患者实行腹腔镜技术的经验和观察结果。但是雅各布斯没有在患者身上使用"气腹"（凯林的空气充填法，现在腹腔镜术前需要建立人工气腹，使腹膜壁层与腹腔脏器分开，以利于手术，同时避免腹腔镜套针穿刺入腹腔时损伤脏器），因为他主要是对有腹水的患者进行腹腔镜检查。截至 1911 年，他已进行了 115 例腹腔镜检查，这之后，腹腔镜检查在欧洲迅速地开展起来。

随着腹腔镜的知名度越来越高，其应用也越来越广泛。1933 年，卡尔·弗弗斯（Carl Fervers）成功地进行了第一次腹腔镜肠粘连松解术，被认为是第一例腹腔镜手术。当时弗弗斯使用氧气制造气腹，并且使用烧灼法松解腹腔内粘连，这就导致了腹腔内的高浓度氧气环境，接通电流时弗弗斯看到了腹内爆炸时所发出的闪光，同时听到了爆炸声，这是非常危险的。1955 年，汉斯·弗兰根海姆（Hans Frangenheim）发明了一种二氧化碳（CO_2）吹气器，使人工气腹的建立变得更加安全、稳定。目前，临床上腹腔镜依然用 CO_2 建立人工气腹，并且控制腹部压力为 12 毫米汞柱（约 1.6 千帕）。随着腹腔镜的光源、充气装置以及图像等技术的不断发展，外科医生能够在腹腔镜下执行越来越复杂的外科手术。1980 年德国医生库尔特·瑟姆（Kurt Semm）进行了第一例腹腔镜下阑尾切除术，英国外科医生威克姆（Wickham）于 1983 年首先提出微创外科的概念，1985 年德国人穆赫（Muhe）第一个实施了腹腔镜下胆囊切除术，1989 年赖希（Hary Reich）完成了第一例腹腔镜下子宫切除术，腹腔镜微创外科的发展逐渐席卷全球，外科迎来了微创外科时代。

腹腔镜手术通常需要在腹部打 3 个孔：一个是观察孔，用于给操作者提供视野；一个是操作孔，主刀医生通过这个孔进行操作；第 3 个是辅助孔，助手通过这个孔辅助主刀医生进行操作。当手术难度较大时，有可能会增加辅助操作孔。尽管传统腹腔镜相比开腹手术已经达到了创伤小、恢复快的目的，但是外科医生们并不满足于此。为了进一步减小创伤、使伤口更加美观，外科医生们发明了单孔腹腔镜，通过在脐部开一个孔进行手术操作，由于脐部本身有皱褶，待伤口愈合后，若不仔细观察，很难发现腹部有手术的痕迹。单孔腹腔镜最早运用于妇产科领域，1969 年，惠利斯（Clifford Wheeless）进行了第一次单孔腹腔镜下输卵管结扎术，他在 2

年内对 85 名门诊患者在局麻下进行了单孔腹腔镜下输卵管结扎术，此后又为超过 2600 名患者实施了这项手术，均取得了较好的效果。1991 年，佩洛西（Marco Pelosi）等人成功进行了单孔腹腔镜子宫全切术、双侧输卵管及卵巢切除术，这是有报道的第一例单孔腹腔镜下多脏器联合切除手术。1992 年，他们又报道了 25 例单孔腹腔镜下阑尾切除术。1997 年，纳瓦拉（Navarra）等人首次报道了单孔腹腔镜胆囊切除术，但是他们使用了 3 根经右上腹壁的牵引线对胆囊进行悬吊。2007 年，波多尔斯基（Podolsky）等人完成了第一例完全经脐的单孔腹腔镜下胆囊切除术，标志着单孔腹腔镜技术日渐成熟。

除单孔腹腔镜外，外科医生还发明了另一种创伤小的手术方式，那就是经自然腔道内镜手术。1955 年罗森伯格（Rosenberg）报道了第一次经硬质内镜在结肠内进行的息肉切除术，2001 年小野（Ono）等人报道了首例早期胃癌的内镜黏膜下剥离术，经自然腔道内镜手术便是由此发展而来。传统的经自然腔道如胃、肠等的内镜手术只能用于检查消化道疾病或者做一些限定于胃肠道的简单的手术。2004 年，卡卢（Kalloo）等人报道了首例猪模型中的经胃腹腔镜检查。他们将内镜经口插入猪胃中，使用针刀在胃前壁创建一个 2 毫米的切口，然后将导丝伸入到腹膜腔中，进而扩大胃壁切口使内镜能够进入腹腔，对腹腔内脏器进行一系列操作，退镜后使用夹子闭合胃壁切口。2004年，雷迪（Reddy）等人在印度胃肠内镜学会年会上展示了首例人类经胃镜阑尾切除术的视频，这是一例里程碑式的手术。此后，这些新颖的手术便有了自己的名字——经自然腔道内镜手术。2007年，雅克·马雷斯科（Jacques Marescaux）报告了首例人类经胃囊切除术。然而，经自然腔道内镜手术并没有像腹腔镜一样在其推出后的十年内即在全球范围内得到广泛应用。一方面是因为经自然腔道内镜手术对术者的技术要求高；另一方面，其安全性、有效性和适应证仍有待探索。目前，经自然腔道内镜手术使用的孔道有口、阴道以及肛门，手术类型主要有胆囊切除术、阑尾切除术以及经肛门全直肠系膜切除术等。

外科手术微创化的过程不仅仅是手术技术不断发展的过程，也是从早期单纯治疗疾病到后来在治疗疾病的基础上追求创伤小、恢复快和美观的结果。事实上，外科手术范围的从小到大，再从大到小的过程，就是外科学发展的历史进程，也是几代外科医生不断探索的过程。外科医生在漫长的临床实践中，不断摸索、悉心观察，不断积累临床经验，最终换来最好的治疗效果。在摸索中，外科医生要不断地补充对比各种手术方式对患者和疾病的影响，记录每一个细节，以分析对比每一种术式的科学性与合理性。总结经验，不断升华，优胜劣汰，达到最终的手术方式。与此同时，伴随着科学技术的进步，外科治疗器械也不断进步，各种临床病理检查手段覆盖了术前、术中和术后的各个阶段，加之电子计算机的出现和信息技术革命，医学从经验医学逐渐过渡到证据医学（循证医学），到了 21 世纪，已经发展到精准医学。

外科手术的进步亦是医学本身进步的缩影，也折射出科技革命带来的巨大红利，逐渐使外科学这个经验医学为主的科学走进了数字化医学、精准医学的时代。

3.

微创外科的出现是历史的必然，微创技术是人文外科学理念的升华

　　事实上，从外科学出现伊始，就经历了经验主义的时代，特别是恶性肿瘤的治疗过程，外科医生们在他们的实践中不断积累经验，经过漫长、缜密和悉心的观察，了解现行的每一个手术对肿瘤切除后复发转移的特点和淋巴结转移的规律，不断探索，再实践。通过不断对手术方式进行改进，以肿瘤术后患者的生存作为评判标准，探寻最佳的手术方式。传统开放手术依赖于较大的切口，直接暴露手术视野，便于医生操作。这种手术方式在处理复杂病变时具有直观性和可操作性强的优点，但同时也带来创伤大、恢复慢、并发症多等问题。随着光学技术的发展、医学影像学的进步，以及机器人技术的出现，微创手术体系应运而生。微创手术通过小切口或自然腔道进入人体，借助高清摄像头和精密器械完成手术操作。这种技术不仅减少了手术创

伤，还提高了手术的精准度和安全性。以结直肠癌外科手术为例，从微创技术出现的那一天开始，外科医生们就试图证明应用微创技术可以达到已有的开放手术操作同样的根治效果，而且手术的切口大大减少。著名的 LASRE 研究是一项随机临床试验，比较了腹腔镜辅助手术与传统开放手术在低位直肠癌患者中的短期疗效。研究证明，对于低位直肠癌患者，由经验丰富的外科医生实施的腹腔镜手术在 3 年无病生存率方面不劣于开放手术，且在术后恢复等方面具有一定优势。大量的临床高水平的证据已经证实，微创的时代已经到来，而且给外科学带来了革命性的变化。

微创手术伴随着外科手术理念的改变：从"创伤性治疗"到"患者为中心"——传统手术以"切除病变"为核心目标，强调手术的彻底性，往往忽视了对患者身体的损伤，微创外科的出现标志着医学理念的重大转变，从"以疾病为中心"转变为"以患者为中心"。微创手术不仅关注病变的切除，更注重患者的创伤最小化、术后快速康复和生活质量的提升。这种理念的转变促使医学界重新审视手术的定义和目标，推动了加速康复外科等理念的出现，强调手术治疗的综合性和人性化，并提出了"创伤最小化"的原则。微创手术通过减小切口、保护正常组织、优化手术流程等方式，最大限度地减少手术对患者的创伤。这种对"创伤"的重新认识促使医学界重新评估手术的必要性和合理性，推动了手术技术的精细化和个性化发展。

微创手术的出现无疑是外科学的一大进步，它在减少创伤、促进康复等方面具有显著优势，这表明外科学的发展需要在技术进步和临床效果之间找到平衡。微创手术的推广不应以牺牲治疗效果为代价，而应根据患者的具体情况，选择最适合的手术方式。我们也应该理性地看到，微创技术并不能解决现今外科学面临的所有问题。从肿瘤外科的各种手术来看，一些难治性的手术仅凭微创技术是难以完成的。而且，微创手术也有相当的"中转手术率"——使用微创技术不能完成的一些手术。甚至，有些传统的开放手术的治疗效果优于微创手术。2018年10月17日，《新英格兰医学杂志》发表了一篇源自美国的关于早期宫颈癌的多中心研究，旨在比较微创手术与开放手术在早期宫颈癌患者中的疗效。该研究的初步结果曾引起广泛关注，提示微创手术可能与较差的生存结局相关。研究将早期宫颈癌患者随机分配到微创手术组和开放手术组，其主要终点为无病生存率和总生存率。研究结果显示，微创手术组的无病生存率显著低于开放手术组，微创手术组的总生存率也低于开放手术组。其他指标：微创手术组的复发率更高，且手术相关并发症发生率与开放手术组相似。该研究表明，对于早期宫颈癌患者，开放手术的疗效优于微创手术，微创手术与较差的无病生存率和总生存率相关。这一发现提示，在选择手术方式时，应谨慎考虑微创手术的适用性。

展望未来，随着纳米技术、基因治疗、免疫治疗等新兴技术的出现，外科学正朝着"无创"方向发展。外科学将不再局限于手术本身，而是与内科学、影像学、病理学等多学科结合，形成综合治疗模式。这种模式将根据患者的具体情况，制定个性化的治疗方案，最大限度地提高治疗效果。这种从"微创"到"无创"，从手术到综合治疗的转变，标志着外科学从单一技术领域向多学科融合的方向发展，体现了医学的全面性和前瞻性。从开放手术到微创外科的出现，是外科学技术、理念和人文关怀的全面升华。这一过程不仅改变了手术的方式和效果，也推动了医学界对疾病治疗的深刻反思。未来，外科学将继续在技术创新与人文关怀之间寻找平衡，为患者提供更加精准、安全和人性化的医疗服务。

参考文献

第一章

Sayek I. Surgery, surgeon, and measurement of value and quality of surgeons'work[J]. Scandinavian journal of surgery, 2013, 102（3）: 141-144.

Zargaran A, Fazelzadeh A, Mohagheghzadeh A. Surgeons and surgery from ancient Persia（5,000 years of surgical history）[J].World Journal of Surgery, 2013, 37（8）: 2002-2004.

Zargaran A, Mehdizadeh A, Zarshenas M M, et al. Avicenna（980-1037 AD）[J]. Journal of neurology. 2012, 259（2）: 389-390.

第二章

Nutton, V. The Chronology of Galen's Early Career[J]. The Classical Quarterly, 1973, 23（1）: 158-171.

David A, MILEN, Mark T, et al. Claudius Galen: From a 20th century genitourinary perspective[J]. Journal of Urology, 1999. 161（1）: 12-19.

Siegel R E. Galen's system of physiology and medicine: an analysis of his doctrines and observations on bloodflow, respiration, humors and internal diseases[J].Mutation research, 1980, 72（3）: 431-446.

谢磊，罗熠飞，黄鹏，等. 中医古代外科手术发展与兴衰浅析 [J]. 中医外治杂志, 2021, 30（1）: 85-87.

Heald R J, Husband E M, Ryall R D. The mesorectum in rectal cancer surgery—the clue to pelvic recurrence?[J]. British Journal of Surgery, 1982, 69（10）: 613-616.

Cambiaghi M. Andreas Vesalius（1514-1564）[J]. Journal of neurology, 2017, 264（8）: 1828-1830.

O'Malley C D. ANDREAS VESALIUS 1514-1564: IN MEMORIAM[J]. Medical history 1964, 8（4）: 299-308.

第三章 Robert Liston（1794-1847）[J]. Nature 1947, 160（4075）: 783.

Davies M K, Hollman A. William Harvey（1578-1657）[J]. Heart. 1996 Jul, 76（1）: 11-12.

Hamilton S. The great master of abdominal surgery: Nicholas Senn, MD, 1844-1908[J]. Wis Med J. 1992 May, 91（5）: 245+247-249.

第四章 Friedman S G. Ambroise Pare: Barber vascular surgeon[J]. Journal of vascular surgery, 2018, 68（2）: 646-649.

Popa C C, Marinescu AA, Mohan AG, et al. Remember: Ambroise Paré（1510-1590）- message for young surgeons[J]. Romanian journal of morphology and embryology = Revue

roumaine de morphologie et embryologie, 2018, 59（2）:
637-640.

Splavski B, Rotim K, Boop F A, et al. Ambroise Paré: His
Contribution to the Future Advancement of Neurosurgery and
the Hardships of His Times Affecting His Life and Brilliant
Career[J]. World neurosurgery, 2020(134):233-239.

第五章　丛林，邵冠勇，田代华.第六讲 华佗首创麻沸散 [J]. 山东
中医杂志，1982（06）: 383-385.

甄雪燕，王利敏，梁永宣.华佗与麻沸散 [J]. 中国卫生人
才，2013（8）: 88-89.

Fenster J. Ether day: the strange tale of America's greatest
medical discovery and the haunted men who made it[M]. New
York: Harper Collins, 2001.

第六章　Toledo-Pereyra, Luis H. Joseph Lister's surgical revolution [J].
Journal of Investigative Surgery, 2010, 23（5）: 241-243.

Mikulicz J. Das Operieren in strerilisierten Zwirnhandschuhen
und mit Mundbinde[J]. Centralblatt für Chirurgie, 1897
（26）: 714.

Wright T. The travels of Marco Polo, the Venetian[M]. H.

Bohn, 1854.

Wu L T. Plague Fighter, The Autobiography of a Modern Chinese Physician[M]. Cambridge: W. Heffer & Sons Ltd, 1959.

第七章   Learoyd P. The history of blood transfusion prior to the 20th century—part 1[J]. Transfusion Medicine. 2012, 22（5）: 308-314.

Learoyd P. The history of blood transfusion prior to the 20th century—part 2[J]. Transfusion Medicine. 2012, 22（6）: 372-376.

Boulton F E.Blood transfusion; additional historical aspects. Part 1.The birth of transfusion immunology[J]. Transfusion Medicine. 2013, 23（6）: 375-381.

Boulton F E.Blood transfusion; additional historical aspects. Part 2. The introduction of chemical anticoagulants; trials of 'Phosphate of soda'[J]. Transfusion Medicine. 2013, 23（6）: 382-388.

第八章   Glasser O W C. Roentgen and the discovery of the Roentgen rays[J]. American Journal of Roentgenology, 1995, 165 （5）: 1033-1040.

Patton D D. Roentgen's moment of discovery: a time for panic[J]. Radiology, 1996, 198（2）: 497-498.

Drury H C. Dermatitis Caused by Roentgen X Rays[J]. British medical journal, 1896, 2（1871）: 1377-1378.

李晔雄, 汪华. 肿瘤放射治疗的历史与发展 [J]. 中国肿瘤, 2008, 17（9）: 775-779.

Gasinska A. The contribution of women to radiobiology: Marie Curie and beyond[J]. Reports of practical oncology and radiotherapy: journal of Greatpoland Cancer Center in Poznań and Polish Society of Radiation Oncology, 2016, 21（3）: 250-258.

Trombetta M. Madame Maria Sklodowska-Curie - brilliant scientist, humanitarian, humble hero: Poland's gift to the World[J]. Journal of Contemporary Brachytherapy, 2014, 6（3）: 297-299.

Symonds C J. Cancer of Rectum; Excision after application of Radium[J]. Proceedings of the Royal Society of Medicine, 1914, 7（Clin Sect）: 152.

第九章

陈继民. 麻沸散与中药麻醉 [J]. 福建中医药, 1991（01）: 39-41.

司红玉. 健身气功五禽戏的养生之道 [J]. 中国临床康复,

2006（47）：145-147.

程霞，赵姗 . 华佗夹脊穴综述 [J]. 中国针灸，1994（01）：50-53.

温长路 . 华佗研究钩沉 [J]. 江西中医学院学报，2007（02）：30-33.

于赓哲 . 被怀疑的华佗——中国古代外科手术的历史轨迹 [J]. 清华大学学报 (哲学社会科学版)，2009，24（01）：82-95+159.

第十章   Cameron JL. William Stewart Halsted. Our surgical heritage[J]. Annals of Surgery，1997（225）：445-458.

Osborne MP. William Stewart Halsted: his life and contributions to surgery[J]. The Lancet Oncology，2007（8）：256-265.

William Stewart Halsted（1852-1922）[J]. CA: a Cancer Journal For Clinicians，1973（23）：94-95.

Rankin JS. William Stewart Halsted: a lecture by Dr. Peter D. Olch[J]. Ann Surg，2006（243）：418-425.

第十一章   Sayegh M H，Carpenter C B. Transplantation 50 years later—progress，challenges，and promises[J]. New England Journal of Medicine, 2004, 351（26）: 2761-2766.

Linden P K. History of solid organ transplantation and organ donation[J]. Critical Care Clinics, 2009, 25（1）: 165-184.

Morris P J. Transplantation ― A Medical Miracle of the 20th Century[J]. New England Journal of Medicine, 2004, 351（26）: 2678-2680.

Regalado A. The gene-edited pig heart given to a dying patient was infected with a pig virus[J]. Technology review: MIT's magazine of innovation, 2022.

Keown A. Report: Porcine Virus May Have Killed Heart Transplant Patient[R/OL].（2022-05-05）.https://www.biospace.com/article/report-porcine-virus-may-have-killed-heart-transplant-patient/.

第十二章

Kocher M S. History of replantation: from miracle to microsurgery[J]. World Journal of Surgery, 1995, 19（3）: 462-467.

Balfour W. Two Cases, with Observations, Demonstrative of the Powers of Nature to Reunite Parts Which Have Been by Accident Totally Separated from the Animal System[J]. Edinburgh medical and surgical journal, 1814, 10（40）: 421-430.

Malt R A, McKhann C F. Replantation of severed arms[J]. JAMA The Journal of the American Medical Association, 1964 (189): 716-722.

第十三章   Kirkup J. The history and evolution of surgical instruments. Ⅵ. The surgical blade: from finger nail to ultrasound[J]. Annals of The Royal College of Surgeons of England, 1995, 77 (5): 380-388.

Kirkup J. Bard-Parker scalpels[J]. Journal of medical biography, 2005, 13 (4): 206.

El-Sedfy A, Chamberlain R S. Surgeons and their tools: a history of surgical instruments and their innovators-Part Ⅱ: The surgeon's wand-evolution from knife to scalpel to electrocautery[J]. American Surgeon, 2014, 80 (12): 1196-1200.

McCarus S D, Parnell L K S. The Origin and Evolution of the HARMONIC Scalpel[J]. Surgical technology international, 2019 (35): 201-213.

第十四章   Zheng R S, Zhang S W, Zeng H M, et al. Cancer incidence and mortality in China, 2016[J]. Journal of the National Cancer Center, 2022, 2 (1): 1-9.

Laronga C, Lewis J D, Smith P D. The changing face of mastectomy: an oncologic and cosmetic perspective[J]. Cancer Control, 2012, 19（4）: 286-294.

Jones C, Lancaster R. Evolution of Operative Technique for Mastectomy[J]. Surg Clin North Am, 2018, 98（4）: 835-844.

Freeman M D, Gopman J M, Salzberg C A. The evolution of mastectomy surgical technique: from mutilation to medicine[J]. Gland Surg, 2018, 7（3）: 308-315.

第十五章

Ikard R W. Ephraim McDowell's Ovariotomy on General Overton's Wife[J]. The American surgeon, 2016, 82（4）: 291-294.

Alkatout I, Mechler U, Mettler L, et al. The Development of Laparoscopy-A Historical Overview[J]. Frontiers in surgery, 2021（8）: 799442.

Schollmeyer T, Soyinka A S, Schollmeyer M, et al. Georg Kelling（1866-1945）: the root of modern day minimal invasive surgery. A forgotten legend? [J]. Archives of Gynecology & Obstetrics, 2007, 276（5）: 505-509.

Yip, Hon-chi, Chiu, et al. Recent advances in natural orifice transluminal endoscopic surgery[J]. European journal of cardio-thoracic surgery: official journal of the European Association for Cardio-thoracic Surgery, 2016, 49（Suppl.1）: 25-30.

Kalloo A N, Singh V K, Jagannath S B, et al. Flexible transgastric peritoneoscopy: a novel approach to diagnostic and therapeutic interventions in the peritoneal cavity [J]. Gastrointestinal Endoscopy, 2004, 60（1）: 114-117.

Jiang WZ, Xu JM, Xing JD, et al. Short-term outcomes of laparoscopy-assisted vs open surgery for patients with low rectal cancer: the LASRE randomized clinical trial[J]. JAMA Oncol 2022, 8（11）.

van der Pas MH, Haglind E, Cuesta MA, et al. Laparoscopic versus open surgery for rectal cancer（COLOR Ⅱ）: short-term outcomes of a randomised, phase 3 trial[J]. Lancet Oncol. 2013, 14（3）: 210-218.

ZHENG XD, ZHANG WM, HOU JB. Comparison of the clinical effects between minimally invasive surgery thoracolaparoscopic esophagectomy and open esophagectomy on treatment of esophageal carcinoma[J]. 中国临床新医学（Chinese Clinical New Medicine）. 2019, 12（10）: 1108-1112.

Laparoscopic Approach to Cervical Cancer（LACC）Trial: Final Analysis on Overall Survival Comparing Open vs. Minimally Invasive Radical HysterectomyLACC[J]. New England Journal of Medicine. 2018, 379（20）: 1895-1904.

后　记

　　我时常在想，如果再回到四十年前，我还会选择做一名外科医生吗？其实答案是肯定的。即便是再一次选择，我还会选择当一名外科医生！我热爱外科医生这个职业，享受在病房、无影灯下的每一天。记得我们刚当外科医生的时候，术前刷手是用毛刷蘸着肥皂水洗刷，然后在立着的酒精桶里面泡手三分钟。无论是冬天还是夏天，手术前都要弯腰把双手放在桶里浸泡，大家在泡手时还会聊天，期待着手术的开始。我实习的时候，在产科的手术室，老师手把手地教我怎么缝合。也许是骨子里流淌着外科医生的血吧，我第一次缝合就表现出实习医生少有的冷静和沉着，握持缝合针的手没有丝毫抖动，一旁指导我的老师感到吃惊："你以前缝过伤口吗？""老师，我是第一次缝合！"老师感叹，"看你操作挺熟练了，以为是上过手术的！"

老师有夸奖的成分，但是确实她感觉我这个学生操作干净利落，没有陌生感，这也许就是我的所谓的与生俱来的做一个外科医生的天分吧。其实，我第一次缝合的时候，非常奇怪的感觉是，"这就是我想要的工作，这就是我想要的职业感觉！"我没有任何的恐惧和紧张，反而觉得找到了当一个外科医生的自信。我真的不知道哪里来的自信，这种感觉，加上老师的鼓励，我觉得我就是为成为外科医生而生的！那可是我第一次上手术台啊！老师的表扬让我备受鼓舞。回到家里，我得意地向老爸描述我的第一次手术感受，老爸说："就是这种感觉！孩子你找到了自我，这是我最期待看到的。"爸爸是我国泌尿外科鼻祖吴阶平先生的大弟子，他处处以吴老师为榜样。看到我也即将成为外科医生，爸爸非常高兴，他和我说："做一个外科医生不容易，像我的老师说的'外科医生时时如履薄冰，如临深渊！'"

我刚当上外科医生不久，爸爸给我讲了一个他遇到的病例：这是一个外地的病人，尿血，消瘦，乏力。外地医生给出的诊断是肾肿瘤，要切除肾脏。患者是一个体力劳动者，工作非常辛苦，家庭生活压力很大。他非常不情愿切除肾脏，而且高昂的手术费用他也承担不起。到了爸爸的门诊，爸爸仔细地询问了病史，看了患者的片子，觉得诊断肿瘤有点疑问。爸爸让患者再做一个检查，患者很不高兴，因为他认为我已经做了那么多检查，找您来就是为了手术，您又让我做检查，浪费钱，耽误时间啊！尽管病人不愿意，家属也有一堆意见，爸爸还是坚持给他再做一次检查。检查结果出来，爸爸的判断是对的！患者不是肿瘤，可能是肾结核，只要口服药物就可以治好。患者听了爸爸的诊断，将信将疑地回到了原籍。半年过去了，患者和家属高兴地再次来爸爸的门诊，"大夫，您的诊断太棒了，我的病完全好了！根本不用手术！我们既省了钱，还少受了罪，工作也保住了，太感谢您了！"爸爸给我讲述了这个病人，他说，"作为一名外科医师，要胆大心细，不放过每一个细节，不要怕麻烦，每一个病人都是一本教科书，要好好读才行。"

回想四十年，风风雨雨，历经磨难，酸甜苦辣，自己在无影灯下，度过了无数个不眠之夜，从华灯初上到东方欲晓，我清晰地记得手术室窗外北京凌晨的样子。每一个艰难的手术，每一个惊心动魄的瞬间，汗流浃背却全然不知，无论外部世界多么嘈杂，只要无影灯一亮，我就会立刻进入我的世界。这个世界是无边的，是深邃的，像浩瀚的海洋，像无际的天空，有惊涛骇浪，有疾风骤雨，惊心动魄。出血、大血管受累，许多时候是蚂蚁啃骨头，是对我们耐心的巨大的考验。手术的每一步骤都充满风险，像是在攀登珠峰，甚至感到空气稀薄，有时会心力交瘁！那种无助，那种焦虑，有时候甚至是绝望，一切只有自己去独自面对，一个艰难的手术可以刻骨铭心，甚至永生难忘！当然，手术室有时也有风和日丽，阳光普照，顺利的手术如行云流水，尽显丝滑，就像是一幅漂亮的山水画，游离其中，美不胜收！手术室就是一个大舞台，每天都变换着不同的节目，每天都上演着生命的赞歌，每天都奏响生命的交响乐，每一个角色都是百分之百投入。麻醉机传出的每一声心跳，就像扣动的心弦，充满了命悬一线的惊恐，有血压波动的考验，有接近胜利的欢呼，每到此刻，谁在乎手术台前医护湿透的衣襟？谁在乎整夜的饥肠辘辘？哪里还记得今天是星期几？我们心里只有当下病患的生死，期待的是他平稳的心率、血压发出清脆的音符，这一切对我们说来简直就是天籁之音！无论你喜欢巴赫还是贝多芬，喜欢《勃兰登堡协奏曲》还是《命运》，我可以告诉你，外科医生最喜欢的是生命的交响乐。我们期待的是"那个孩子心跳回来了！""那个老人苏醒了！""那对母女平安！""巨大的肿瘤切除了！"听到手术室外家属的欢呼雀跃，我们昂起头享受着熟悉的每一刻。外科医生摘下口罩，护士姐姐散开长发，此刻，我们感觉就是世界上最幸福的人，因为，没有比带给人新生更伟大的职业了！

有人说，现在人们出现了信任危机。我们越来越不信任周围的世界，人与人之间的信任也成了问题。买房买车，三思后行，详细思量，不轻易出手。生命对我们来说只有一次，我们对生命都倍加珍视。按照上述的逻辑，现实生活中，有什么比生命更重要？世界上，我们最最信任的人是谁？我说只有医生！我和你素不相识，你和我初次见面，就把生命相托，世界这么大，为什么你选择了让我给你治病？我常常和学生们说，我们一定要珍惜病人给我们的信任，我们不是神，但是我们是医生，我们必须全力以赴。在疾病面前，生命是"1"，其余的是"0"，生命在一切都在，生命没有了，一切都没有了。我们外科医生，就是这样的伟大的职业，你给我信任，我尽我的全力，我不敢保证药到病除，但是我希望每一个信任我们的病患都得到最佳的治疗。"有时去治愈，常常去帮助，总是去安慰"，外科医生，是世界上最美好的职业！